男性ホルモン補充療法❷
新 ミトコンドリア 線粒體 実臨床

Mitochondria are most important for health!
細胞內的「線粒體的健康」是長壽的標誌

南越谷健身会クリニック院長
医学博士　周東　寛 著

目次

第１章　ホルモン補充療法の決め手はミトコンドリア……31

第2章　ミトコンドリアを増やして フレイル、サルコペニアを克服

第3章　細胞内のミトコンドリアの健康により COPDを克服する

第6章　ミトコンドリアを増やす方法……80

第7章　さらにミトコンドリアを増やす方法……123

序章　「新ミトコンドリア実臨床」のポイント

男性ホルモン補充療法は、ミトコンドリアを劇的に増やす

本書は、ミトコンドリアを健康にして、病気をせずに、健康長寿をまっとうするための実臨床を報告するものです。

オステオカルシン、マイオカイン、アディポネクチンは、「健康（根幹）ホルモン」です。これらのホルモンを増やすことにより、内臓のホルモンが刺激され、増えます。ですから、「健康根幹ホルモン」は、「青春ホルモン」「幸せホルモン」の元なのです。

私は最近、「若返りホルモン」を「青春ホルモン」と言い直しています。

「青春ホルモン」「幸せホルモン」を補充する医療があります。「青春ホルモン」「幸せホルモン」を補充すれば、細胞が錆びるのを防ぐことができ、衰えを止めることができます。医師の指導のもとに行えば副作用はありません。


私たちが歳をとると、細胞が錆びて、滅びていきます。

細胞のサビを減らすことによって、衰えを止めれば、病気にはなりません。

細胞の命は、それぞれ違った周期があります。

髪の毛や肌は28日、小腸は1日で生まれ変わります。


食べるものを上手に選択することによっても、「青春ホルモン」「幸せホルモン」が減っていくのを止めることができます。さらに、増やすこともできます。

生活習慣を改善することによっても、「青春ホルモン」「幸せホルモン」が減っていくのを止めることができます。さらに、増やすこともできます。

「青春ホルモン」「幸せホルモン」は、細胞のミトコンドリアの質と量に左右されます。正常で元気なミトコンドリアを増やせば、健康になることができます。

男性ホルモン補充療法は、ミトコンドリアを劇的に増やします。それが、男性ホルモン補充療法のポイントです。

ラドン、ホルミシスも、ミトコンドリアを増やします。

その理由は、ホルモン、ホルミシス、温熱、叩き、マッサージ、指圧などの刺激を細胞に与えることにより、ミトコンドリアが増えるからです。

原因ははっきりしないけれども体にいいということの大半は、ミトコンドリアを劇的に増やしています。

ミトコンドリアを増やす方法はいくつもあります

健康長寿の決め手は、ミトコンドリアです。

有酸素運動をすること、筋トレをすること、体を温めること、寒さを感じること、空腹を感じすること……。それらのことで、ミトコンドリアを増やすことができます。

ミトコンドリアを増やす食材は、ニラ、ニンニク、タマネギ、トマト、スルメ、ブロッコリーなどです。それらの成分である硫化アリル、リコピン、タウリン、スルフォラファンなどが抗酸化物質に変化し、細胞を助け、ミトコンドリアを増やしてくれます。

特殊温熱療法を行うハイパーサーミアによっても、ミトコンドリアは増えます。
逆に体を冷やしてもミトコンドリアは増えます。
食事を抜いてもミトコンドリアは増えます。

酵素を増やし減らさないようにすることも大切です

ミトコンドリアを増やすには、酵素が必要です。野菜ジュース、果物ジュースを上手に組み合わせて摂取し、酵素を増やしましょう。

りんご、キャベツ、トマト、ブロッコリー、さつま芋、ジャガ芋、柿葉茶、桑葉茶、煮ニンニク、煮バナナ皮などには、酵素が豊富に含まれています。

それらをお茶にして飲んだり、しっかり食べたりして、酵素を増やしましょう。

食事をとると消化することになります。そのときに消化酵素が使われます。1食抜けば、そのぶん消化酵素は減りません。酵素の節約になります。節約した酵素をミトコンドリアの増産に使うことができます。

ミトコンドリアが増える食材をしっかり食べることも大切ですが、食事の量を減らして酵素を節約することも、ミトコンドリアの増産につながります。

ミトコンドリアを増やせば、新型コロナウィルスに勝ちます

気道や気管支、肺胞にミトコンドリアを増やし、「肺内免疫力」を高めましょう。

ホルミシス、ラドン吸入、柿タンニンドリンクを飲んで、ミトコンドリアが増えると、腸管免疫力が高まります。腸管デドックスも活発になります。

免疫力の高い人、デドックスの活発な人は、新型コロナウィルスに感染しても、症状が出ません。感染した本人も気づきません。それが感染ルート不明のもっとも多い原因になっているようです。

動きの活発なミトコンドリアにより有核細胞の細胞分裂が始まった

なぜ細胞の活性化に、ミトコンドリアの活性が必要かというと、それは細胞の分裂がはじまった生物誕生にまで遡ります。

これはまだ仮説ですが、ミトコンドリアは、もともと動きが活発（多動性）なバクテリアで、じっとしていられない性質でした。そのミトコンドリアが有核細胞とドッキングしたことによって、有核細胞の細胞分裂をはじまったのではないか、といわれています。

ということは、じっとしていられないミトコンドリアの性質を維持してあげることが、生物細胞の健康につながるのではないでしょうか。

蜜蜂の社会に譬えると、核を女王蜂とすると、ミトコンドリアは働き蜂にあたります。たくさんの働き蜂が頑張ることによって、よい細胞になって、核がよい分裂を行って、子々孫々に伝わっていく。よい遺伝子になっていくということです。

またその生体において、良好な新陳代謝を行って、健康な細胞を持つ健康な身体になり、がんや生活習慣痛にならない健康な身体を維持できるようになるということでもあります。

悪玉インスリンと善玉インスリンがある

インスリンにも「悪玉インスリン」と「善玉インスリン」があります。善玉インスリンを、私は「完熟型インスリン」と説明をしています。細胞を増殖して傷を直してくれます。

悪玉インスリンは、「プロインスリン」「未完熟型インスリン」と説明しています。がん細胞を増殖させたり、血管内膜の肥厚をもたらしたりします。血管の弾力性を悪化させるのも悪玉インスリンです。

脂肪酸がたくさんあると、高血糖であっても糖分を取り込まなくなる

一般に血糖が高くなった場合、インスリンは50までが許容範囲です。糖尿病体質の方は、すごく高血糖になるため、たくさんのインスリンが出ます。100を超え、200~300になる人もいます。肥満型に多いのですが、痩せた方にもみとめられます。「インスリン抵抗性が高い」といわれています。

善玉インスリンは50まで。それ以上は悪玉インスリンです。

糖尿病患者さんは高血糖でありながら、その糖をエネルギーに変えない。それは、脂肪酸のせいです。

脂肪酸がたくさんあると、心臓以外の筋肉は、エネルギーが十分にあると認識してしまい糖分を取り込まなくなります。

かくして糖尿病患者さんの多くは、高血糖なのにエネルギー不足となり、ありあ

まっている血液中の糖分は、尿とともに排出されるのです。だから糖尿病と呼ばれています。

ミトコンドリア異常が生み出す病気の代表は生活習慣病

糖尿病の運動・食事療法をすすめる目的は、膵細胞内のミトコンドリアを改善することにありました。体の細胞の中でエネルギーを作っているのはミトコントリアです。体細胞のミトコンドリアが減少すれば、各臓器の能力が低下することになります。ミトコンドリアの膜にもＤＮＡがあり、核膜のＤＮＡ相性が狂ったときにも病気になります。

糖尿病患者さんのHbA1cを改善させる方法

食べすぎ、飲みすぎは、ミトコンドリアにとってよいことではありません。細胞内のミトコンドリアが抑制され、膵臓のβ細胞のミトコンドリアなども傷んでしまい、減少してしまいます。そのことにより、インスリン産生が著減するので、糖尿病が発症してくることになります。

毎日の高血糖シャワーにより糖化現象がおこり、これをわかりやすく「漬物現象」「つくだ煮現象」と説明してきました。高血糖による漬物のつくだ煮を想像してください。細胞は身体において糖が多いと細胞がつくだ煮のようになってしまいます。

体細胞や各臓器に障害が起きても、糖尿病を発症します。その糖尿病患者さんのHbA1c（ヘモグロビンエーワンシー）を改善させることに、私は成功しています。

次の４つのことを同時に行えばいいのです。

糖を減らす治療
糖を利用することを盛んにする治療
ミトコンドリアを増やす治療
生活習慣の改善

さらに、運動療法、食事療法、薬物療法のモチベーションを高めるアドバイスをし、これらを行っていただいています。

そのほか空腹を感じるとミトコンドリアが増えるので、断食、プチ断食（一食を抜く）も効果があります。

白湯を飲んで小腹を温めることも大切なことです。

そうして、好き嫌いをしない食生活、規則正しい生活をすることが、アンチエイジングにも繋がり、免疫力を高めます。そのことにより、さまざまな病態の発症予防にもなります。

ミイラ物質（MPP、mirra（mummy）protein products）

漬物に使われている塩、糖、油、酒の４つが体に入ると、細胞も漬物のようになります。体内ではゴミタンパクとして扱われ、やっかいなものになります。

ミイラとは細胞のミトコンドリアの活動が停止した状態です。細胞の動きが止まり、どの細胞とも連携せず、炎症反応を助長する状態です。

そのミトコンドリアの活動が停止した細胞を、体は異物と感知します。これが原因で、このゴミ物質でもあるＭＰＰを排除する活動をします。それが「炎症がさかんになる」という症状です。

ミトコンドリアは、酸素と水素があって、はじめて良い活性化をします。水素水を飲むことは、ミトコンドリアの活性化を高めるきっかけになります。

プラス思考でミトコンドリアのスイッチを入れよう

ミトコンドリア活性化させるということは、ミトコンドリアにスイッチを入れることにほかなりません。

普段の生活で常に元気になることを心がけるだけでも、ミトコンドリアにスイッチを入れるきっかけになります。プラス思考は、その意味でも大切です。

再吸収血糖、再吸収尿酸は、悪玉栄養素

悪玉栄養素は、おもに尿からの再吸収血糖です。

再吸収尿酸は、尿中の凶悪な活性酸素と結合して血中に戻ると、体細胞の「酸化ストレス」となり、数々の病気の原因になります。したがって尿から戻さないように、薬によって尿とともに捨てることが、新しい健康法になります。

抗酸化システムを阻害すると、酸化ストレスが増強します。

酸化ストレスを抑える効果のある植物性ポリフェノールを豊富に含む「柿タンニン飲料」をお勧めします。

低線量の放射線ホルミシスは、免疫力を上げる

放射線はもちろん恐いものですが、ごく弱い低線量の放射線は、意外なことに免疫力を上げます。そのことはよく知られていて、昔から利用されてきました。そのなかでもっともよく知られているのが、ラドン温泉です。私が十数年前に考案した岩盤浴も免疫力を上げてくれます。

近年、低線量の放射線が詳しく研究され、免疫を上げる効果があることが、医学的に確認され、療法として確立されました。それがホルミシス療法です。

これは、私の持論ですが、ホルミシス療法が免疫力を上げることに、ミトコンドリアが大きくかかわっています。ミトコンドリアが増え、質がよくなること、健康になることによって、免疫力が向上するのです。

特にラドン吸入により「肺内免疫力」が高まることが重要です。肺内免疫力が高まると細菌やカビ、ウィルスに強くなります。

微量放射線とラドンガスを発生させる鉱石によるホルミシス療法は、ガンに対する改善効果があります。しかし、じつはそれだけではありません。

血管の病気である脳梗塞、心筋梗塞、糖尿病、ＣＯＰＤ、膠原病、さらに特にリウマチ関節炎に対して、著しい効果があります。

私は、それらの疾患に対するホルミシス療法を積極的に進め、大きな成果をあげることができました。

ホルミシス療法のさまざまな疾患に対する改善効果を、多くの患者さんに知っていただき、ホルミシス療法を併用して、疾患を改善していただきたいと願っています。

ガンはいまや治る病気のひとつです

なぜ病気になってしまったのか。その原因を知る努力をしましょう。原因がわかったら、その原因を取り除きましょう。それが根治療法です。

いまの医療のほとんどは対処療法です。症状を改善させる医療です。病気になってしまった原因を取り除く根治療法を、私はガンに対しても行っていきたい。

1つは自分を見つめ直す。
2つは生活習慣を変える。
3つは覚悟して取り込む。
4つは信じてやってみる。

ガンは、ミスコピーをしてしまった細胞のかたまりです。ガン細胞は死ぬことを忘れて、倍々に増えていきます。
そのことによってヒトが死んでしまうと、ガン細胞も死ぬしかありません。それにもかかわらず、ガン細胞は倍々に増えていきます。

ミトコンドリアは、ガン細胞にダメージを与え、アポトーシスさせる

ガン細胞は自分の細胞をたくさん増やすために大量のブドウ糖を必要としています。そのため、高血糖はガン細胞の増殖を助けることになります。

その高血糖の害を解決するのが、ミトコンドリアです。

ミトコンドリアは、ガン細胞の増殖に必要なぶどう糖を奪うため、ガン細胞にダメージを与えることになります。

またミトコンドリアは、ブドウ糖を使って完全燃焼することによって36のＡＴＰ分子（モール）を産生します。その際に活性酸素を生み出し、がん細胞にダメージを与え、アポトーシスさせます。

ミトコンドリアを増やすことが、ガン細胞の悪性度を低下させる。

ミトコンドリアの不健康が発ガンにつながる。

メタトロンによってミトコンドリアの量を計測することができる

メタトロンは、量子エントロピー理論に基づき、身体の臓器や細胞、遺伝子の波動（周波数）を測定します。そのことによって、ミトコンドリアの量がわかります。

2020年6月から、新型コロナウィルスは新しい局面に入った？

2020年5月末、新型コロナウィルス感染により、血管内のサイトカインが血管壁を過剰に攻撃することにより血栓が生じ、それが脳梗塞の原因になっているということがアメリカの研究者から報じられました。これが血管炎で全身性となります。

しかし、第2波が心配されます。

2020年6月、日本では緊急事態宣言が解除されました。

新型コロナウィルス感染は、新しい極面に差し掛かったかもしれません。

要想回春或恢復健康，就必須注重人體細胞內「線粒體」的健康。

因為線粒體是我們細胞裡最重要的一個部分！

細胞裡最重要的有三個部分：

第一是「細胞核」

第二是「線粒體」

第三是「細胞質」

線粒體的作用究竟是甚麼呢？

首先是和我們的體力、能力、能量、細胞的活力相關，更重要的還和我們體內製造各種各樣的荷爾蒙相關。

體內各種各樣細胞裡面的線粒體如果不健康，或質、量不好的話，組織或內臟的功能活力就會跟著不良。

那麼，一個細胞裡面的線粒體的量是多少呢。

這和細胞的大小有關！

卵子一個細胞裡有十萬個線粒體，因為它是體內最大的細胞。
一個腦細胞有一萬個線粒體。
一個心臟細胞裡面有六千至一萬個線粒體。
腎臟則因部位不一樣，一個細胞大約有四千到六千個線粒體。
肝臟的一個細胞有三百到五百個線粒體。
胰臟的一個β細胞有三百至四百個線粒體。
所以糖尿病的患者，他的胰臟β細胞內線粒體的「量」不是減少得很厲害，就是「質」已經退化而導致糖尿症狀。現在最進步的糖尿病治療藥，對有些糖尿病患者有效，但對某些病人還是無效，成因就在他細胞內的線粒體有問題！

另外有關頭腦的問題、睡眠的問題、或是癡呆的問題、神經不良的問題等，也是因為腦神經細胞裡的線粒體發生問題導致的。所以治療腦神經問題的方法之一，就是增加腦神經細胞裡面的線粒體，給腦神經細胞裡面的線粒體充足的活力，才能恢復大腦的功能。

等等，這是新的「提醒療法」。對於「線粒體的健康」，真的需要我們努力、注意、專心的維護和治療，才能提高內臟各個組織內的線粒體的「質」與「量」，身體的健康一恢復正常，就能改善病況，讓大家更長壽。

要怎麼樣才能增加良性的線粒體？要怎麼樣改善生活習慣、飲食習慣；運動和治療要如何最能達到最佳效果呢？

這方面的學習和治療方法，一定能幫大家達到「健康又長壽不老」的目的，請大家多多參考這本書。

第１章　ホルモン補充療法の決め手はミトコンドリア

田中旨夫先生は、まずはご自身の体力回復のために

男性ホルモン療法を積極的に進めておられる田中旨夫先生は、大正７年生まれで、２０２０年に１０２歳になりました。

私の父は大正６年生まれなので、生きていれば１０３歳です。父は大正６年に台湾の新竹県糊口で生まれ、岩手医専（現・岩手大学医学部）を卒業して医師になり、花巻医院を経て台湾に戻り、台北市で５年、高雄で５年、台東で７年間、クリニックを開業し、埼玉県越谷市で大袋医院を開院しました。

田中旨夫先生は、昭和医専（現在の昭和大学）を昭和18年に卒業された私の大先輩です。医師免許を取得されたあと、台北帝国大学医学部に進まれました。そこで２年間研究生活を送られたときに終戦となり、そのまま台湾にお残りになりました。その

ため、たいへん苦労をされ、昭和25年に結核を患われました。当時、抗結核薬はなく、左肺の上半分を切り取りました。その直後に、抗結核薬が開発され、いち早くイソニアジド、ストレプトマイシンなどを投与することによって、結核を克服されました。

しかし、体力の衰えがあり、なんとかしなければと、ご自身に男性ホルモンの注射をされました。田中先生は、腹部外科とともに産婦人科も専門にしておられたので、ホルモン補充療法に長けておられました。田中先生は、男性ホルモン補充療法により、体力が回復したどころか、健常者以上の体力となりました。カラオケもお上手で、声に艶があり、声量も豊かで、本当に若々しいです。

田中先生のホルモン補充療法は、欧米を40年以上も先行していた

ホルモン補充療法は、現在、欧米ではごく一般的な療法になっています。オーストラリアでは、更年期を過ぎた女性の6割、米国では4割が、女性ホルモン補充療法を受けています。

欧米でホルモン補充療法が普及し始めたのは、2000年あたりからです。田中先生が、ご自分のホルモン補充療法をはじめられたのは、1958年のことです。田中先生のホルモン補充療法は、欧米のホルモン補充療法よりも、40年以上も先行していたわけです。

ちなみに日本での現在のホルモン補充療法は、2%といわれています。先進国のなかでは極端に少ないということになります。

沖縄での7年半で、プラセンタの使用量が日本一に

田中先生は、沖縄のクリニックでも仕事をされたのですが、その7年半のあいだに新しい患者さんが3万3500名増え、プラセンタの使用量が日本一になりました。

プラセンタとは、哺乳類の胎盤のことです。胎盤は、妊娠中の母胎と胎児の臍帯をつなぐ器官です。中国では古くから妙薬として知られていて、皇帝や王などが胎盤を食した記録があります。臍帯を残す風習は、私の知る限りでは、赤ちゃんが産まれ、成長途中で病気をしたときに、少し切って、煎じて、栄養として与えることが目的で

した。乾燥臍帯には栄養が豊富に含まれていると考えられていました。

田中先生の現在のアンチエイジング療法は、男性と女性で異なりますが、男女ともにプラセンタも重要なものになっています。

Dr.周東の男性ホルモン補充療法

男性には、男性ホルモンの補充を中心に、患者さんの現状に即してビタミンB群の摂取やプラセンタの注射を、お勧めしています。女性についても、男性ホルモンの補充を中心に、患者さんの現状に即して、プラセンタの注射を、お勧めしています。お肌のために美容化粧品をアドバイスすることもあります。

女性の場合、男性ホルモンを投与されると、髭が生えてくるなど、男性化するのではないかと心配される方がいらっしゃるのですが、その心配はありません。なぜならば、男性も女性も、もともと男性ホルモン、女性ホルモンの両方を持っているからです。それに、男女ともに、男性ホルモン、女性ホルモンの両方が分泌されています。

女性の性ホルモン量の変化を示すグラフには、女性ホルモンのエストロゲンよりも、

［女性の性ホルモン量の変化］

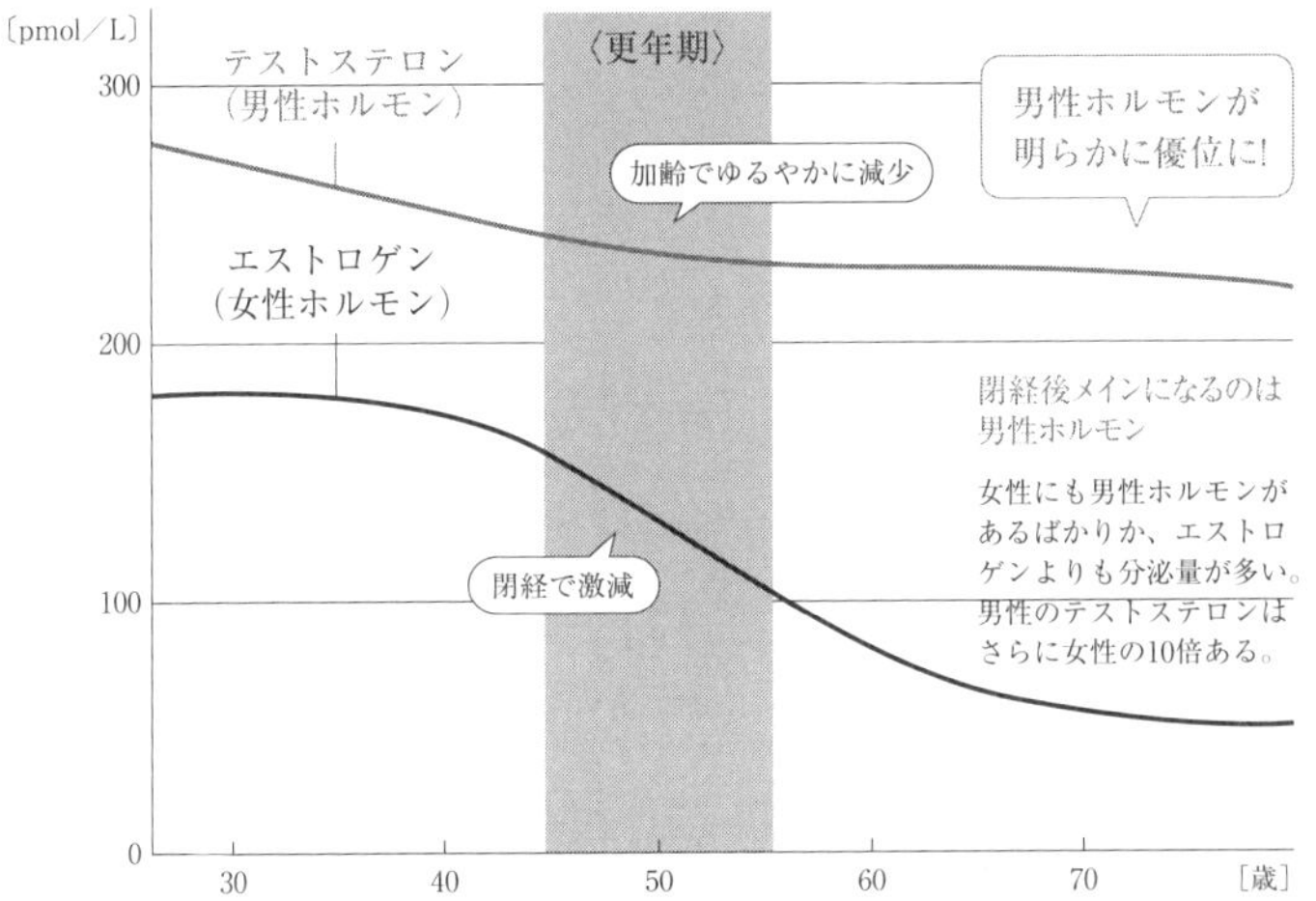

出典：Khosla et al. JCEM. 1998
女性の性ホルモンは、女性ホルモンよりも男性ホルモンの方が多いことを示したグラフでもあります。

男性ホルモンのテストステロンのほうが多いというのもあるくらいです。

男女で違っているのは、その比率です。男性ホルモン、女性ホルモンの分泌の比率は、人によっても違いがあります。男性っぽい女性、女性っぽい男性がいるのは、そのためです。

男女ともに効果的な骨粗鬆症対策

これまで、更年期を過ぎた女性への女性ホルモンの補充は、一般にはよく行われていますが、田中先生はやっておられないようです。私の研究により、そのように変わられたようです。

女性は更年期を過ぎると、女性ホルモンが著減し、おもに男性ホルモンで生きていくようになります。男性ホルモンが適切にあると、筋肉量、骨量がしっかりしてきます。そのうえ少し筋肉トレーニングをすれば、脂肪量も減り、正常な若々しいからだになります。それができなくなった状態が、骨粗鬆症です。ですから、更年期を過ぎた女性への男性ホルモン補充は、適切で効果的な骨粗鬆症対策であるといえます。

骨粗鬆症になる方は、女性の方が多いのですが、男性でも骨粗鬆症になる方はおられます。男性で骨粗鬆症になる方の多くは、男性ホルモンが足りていない方なので、男性に対しても、男性ホルモン補充は、効果的な骨粗鬆症対策であるといえます。

男性ホルモン補充療法については、前立腺がんが心配される方については、絶対にやりません！　前立腺炎や前立腺肥大については、男性ホルモン補充療法を行っても問題ありません。それどころか、男性ホルモンの投与によって、むしろそれらが改善してくるケースを数多く認めています。さらに強調したいことは、前立腺がん以外のがん治療にも、男性ホルモン補充療法は有効であるということです。免疫力が高まるからです。

田中先生は4週間に1回250mg、私はいま3週間に1回125mg

田中先生ご自身、現在も男性ホルモン補充療法を続けておられます。4週間に1回250mgを、いまも注射しておられます。田中先生は250mgでやっておられますが、私は半分の量の125mgでスタートしました。

田中先生は4週間に1回ですが、私は当初は5週間に1回でした。5カ月後には4週間に1回にしました。10カ月後からは3週間に1回にしました。量は変わらず125mgです。12カ月後からは、それにプラセンタを加えました。

私の見解、男性ホルモン補充によりミトコンドリアを増やすことができる

これは私の見解なのですが、男性ホルモンの注射は、ミトコンドリアを増やすことを主目的に行われます。男女ともに、男性ホルモン補充によりミトコンドリアが増えます。ミトコンドリアが増えると、筋肉量、骨量が増え、肥っていた脂肪細胞がスマートになります。

私の男性ホルモン補充療法は、女性は男性の10分の1または5分の1の量です。女性へのホルモン補充には、女性ホルモンは一切含まれません。

男性ホルモン注射すると、男女ともにミトコンドリアが増えることの二つ目の効果として、細胞が活性化します。そのことにより、免疫力が高まります。

男女ともに、男性ホルモンの投与は、筋肉量、骨量が増え、脂肪細胞がスマートになり、免疫力を高めることになります。

女性にも男性ホルモン補充の必要なケースが多くあります

女性は、更年期に女性ホルモンが急激に減ります。そのために更年期の症状が出ることになります。更年期の症状は多様です。身体的な症状には、のぼせ、ほてり（いわゆるホットフラッシュ）、めまい、頭痛、全身倦怠感、不眠などがあります。精神的な症状には、落ち込み、やる気のなさ、不安、憂鬱などがあります。これらの症状を更年期症状といいます。更年期症状がひどく、日常生活に支障をきたす状態を更年期障害といいます。

これらのことはよくいわれていることですが、更年期前の女性には、女性ホルモンと男性ホルモンの両方が分泌されています。それが、更年期になると女性ホルモンの分泌が著減し、体内の女性ホルモンが急激に減少するので、骨粗鬆症になりやすくなるのです。

そのことは大切なことなのですが、そのことばかりに目を向けていてはなりません。まず女性ホルモンには、コレステロール値を下げる作用もあります。それに、女性の更年期には女性ホルモンが急激に減少するとともに、男性ホルモンの分泌も、ゆるやかにですが、減少します。男性ホルモンには、糖尿病を防ぐ作用、肥満を防ぐ作用、動脈硬化を防ぐ作用、がんを予防する作用などがあります。

ですから、女性が更年期にさしかかると、コレステロール値を下げる作用、糖尿病を防ぐ作用、肥満を防ぐ作用、動脈硬化を防ぐ作用、がんを予防する作用なども弱くなるわけです。その観点からも男性ホルモンを補充する必要があります。乳がんになる心配はありません。

またアルツハイマー病になる患者さんは、男性よりも女性のほうが多いということがあります。テストステロンという男性ホルモンには、認知機能を高める働き、認知症発症を抑える働きがあることもわかってきています。

人は歳を重ねて老化していくと、ホルモン産出が低下します。肉体も枯れていくわけです。ホルモンを補充すれば、枯れた肉体が若返ります。

第2章　ミトコンドリアを増やして フレイル、サルコペニアを克服

男性ホルモン補充療法は、ミトコンドリアを増やすので フレイルとサルコペニアに大きな効果が認められる

フレイルは、日本老年医学会が２０１４年に提唱した概念です。「Frailty（虚弱）」の日本語訳です。骨と皮だけのようになる老化現象です。「健康な状態」と「要介護状態」の中間あたりの状態でもあります。身体的機能や認知機能の低下が見られますが、適切な治療を行うと、難なく「健康な状態」に戻ることができます。しかし、そのままにしておくと「要介護状態」に進むことになります。

サルコペニアが「筋肉量が減少し、筋力や身体機能が低下している状態」であるのに対し、フレイルは「身体の予備能力が低下し、健康障害を起こしやすくなった状

態」すなわち「虚弱」状態を指します。サルコペニアは、おもに筋肉量の減少を問題にしますが、フレイルは体重減少、倦怠感、活動度の低下なども問題にします。フレイルのほうが、概念が大きいといえます。

サルコペニア（筋力の低下）、フレイル（虚弱状態）は、さまざまな疾患の合併によっても起こりますが、おもな原因は次の3つです。

加齢
栄養不足
身体活動量の低下

おもな原因の3つが共通することから、サルコペニア（筋力の低下）とフレイル（虚弱状態）は同時に起こることも多いといえます。さらに、サルコペニア（筋力の低下）とフレイル（虚弱状態）はつながりやすいともいえます。

サルコペニアとフレイルがつながった状態、あるいはサルコペニアだけの状態、フレイルだけの状態で、リハビリテーションや軽運動を行うと、かえって悪化することがあります。弱っている筋肉から普通よりも炎症物質が多く出現するからです。そのことにより、動脈硬化が進行し、老化に拍車がかかり、サルコペニアやフレイルが進行し、より衰弱していく危険性もあります。

それを防ぐためにも、男性ホルモン補充療法を行うべきでしょう。それに抗炎症治療、床での体操、ストレッチを行うようにしてください。男性ホルモン補充療法を行うと、体細胞内のミトコンドリアが増え、骨と筋肉を強くし、骨と筋肉の量を増やしてくれます。そのことにより、安心してリハビリテーションや軽運動をすることができ、フレイル、サルコペニアは大きく改善されることになります。

ホルモンの減少により、体細胞のミトコンドリアが減少し、変性していく

また以下のことは、ホルモンの減少によるものであることが、確実視されています。これらのマイナス因子が重なることにより、体細胞のミトコンドリアが減少し、変性していくと思われます。

筋肉の萎縮、骨の萎縮
脂肪組織の劣化、血管の動脈硬化
神経の萎縮、皮膚の萎縮、
シワ、シミ、イボが増える
内臓の萎縮および機能低下、免疫力の低下

さらに、右記の8つが改善されれば、次のような波及効果があるはずです。

神経伝達の改善、血管硬化や血流の改善
心筋の改善、心臓の力の改善、脳の状態の改善、腰の筋肉の改善
膵臓、腎臓、肝臓、肺臓、肺の力の改善
皮膚炎、感染症が減る
小腸の代謝の改善、大腸の排泄力の改善

膀胱の力が強くなる、尿もれが改善される

筋肉の代表は心臓、神経の代表は脳神経

男女ともに、男性ホルモンを補充すると、全身の体細胞内のミトコンドリアが増えます。ミトコンドリアが増えると、古くなったミトコンドリア、疲れてしまったミトコンドリアが、元気のいいミトコンドリアと入れ替わります。これがうまくいくと、活性酸素の発生はかなり少なくなります。古くなり疲れてしまったミトコンドリアは、活性酸素が大量に発生する原因になるからです。

ミトコンドリアは、エネルギーをたくさん使うところに多く存在します。人間がエネルギーをたくさん使うのは「筋肉」と「神経」と「血管内皮細胞」なので、そのあたりに多く存在しています。

フレイル、サルコペニアになるのは、ミトコンドリアがいっぱいあるはずの筋肉に、必要なだけのミトコンドリアがないときです。そのため、古いミトコンドリア、元気のないミトコンドリアも使わざるをえなくなり、筋肉を増やすことも強くするこ

ともできない状態に陥ってしまうのです。

男性ホルモンを補充すると、ミトコンドリアが増えるので、筋肉を増やし、強くする準備ができます。そのあとで適度な運動をすると、筋肉は増え、強くなります。これが筋肉増強、強化の筋道です。年齢は関係ありません。いくつになっても、これらのことをしっかり行えば、筋肉は増強され、強化されます。

そうして、筋肉が増強され、強化されますと、身体全体が強健になります。ミトコンドリアは、「筋肉」「神経」「血管内皮細胞」にたくさん存在するので、身体が強健になれば、自律神経系のミトコンドリアはよく増え、さらに元気になります。

考え方がおかしかった人が、おかしくなくなる、ということも起きています。引きこもりがちだった人が、積極的に活動しはじめたりもします。身体が元気になることが、精神や気持ちに大きな影響を与えるからです。

老化現象とは、「ホルモンが足りなくなって、体が枯れていく現象」であるともいえます。ですから、ホルモンを補充することにより体全体がよくなり、そのことにより精神全体もよくなるということです。男女とも男性ホルモンがいいのです。その理由はあとで述べます。

肉体が決定的なダメージを受ける前に、修復することが大切です。さまざまな部位が次々と健康を取り戻し、よくなっていくからです。体も精神も性格までも改善され、心身ともに健康になります。

田中先生のように102歳になっても、医療の仕事を続け、1年に何回も講演できるようになるわけです。やる気が出てきて、行動が活発になり、性格が明るく前向きになり、生きている実感があふれ、人のために奉仕するようにもなるのです。

男性は必ず前立腺ガンの有無を確認してから

男性パワー補充療法の副作用としては、3つ考えられます。一番恐いのは、男性の前立腺ガンを悪化させる作用です。前立腺ガンを早期に見つける方法としては、「PSA検査」があります。「PSA検査」は、通常の血液検査で行える手軽な検査です。

PSAとは、前立腺だけが作り出すたんぱく質「前立腺特異抗原」のことです。PSAは前立腺ガンでない人からも分泌され、年齢が上がるにつれて正常値が高くなる傾向にあります。前立腺ガンがあるときには、ガン細胞から多量のＰＳＡが血液中に放出され、血液中のＰＳＡの数値が高くなります。

そのため、何歳の男性がどれくらいの量のＰＳＡ値であるかが問題になります。ただし、前立腺肥大であったときや炎症を起こしているときにもＰＳＡの数値は高くなります。そのため、ＰＳＡの数値が高いときには、超音波（エコー）やＭＲＩ（単純または造影撮影）によって精密検査をし、前立腺ガンがないことを確認し、男性ホルモン補充療法を開始します。

前立腺ガン以外の原因でＰＳＡが上昇しているケースでは、男性ホルモンを補充することによって、ＰＳＡが下がって、状態がよくなることもあります。ＰＳＡが上昇しているときには、慎重に原因を突き止めるようにします。治療を開始した後は、数ヶ月に1回、定期的にＰＳＡ検査を行います。

副作用の2つ目は脱毛、3つ目は増毛

男性パワー補充療法の副作用の2つ目は、脱毛です。私自身については、とくに頭

の毛が薄くなってきたということはありません。むしろ少し増えた感じで、毛の艶はよくなってきています。まだ始めたばかりともいえる状況なので、もっと長期に観察を続けて、またご報告いたします。

３つ目は、逆に増毛です。私は、現在１２５mgを３週間に１回ですが、１２５mgを２週間に１回でも、多毛の心配はないようです。むしろ、眉毛や睫毛が少し濃くなるくらいならば、歓迎したいところです。頭髪が増えることについては、私としてはもちろん大歓迎で、増毛にはほんとうに脱毛ではなくもう脱帽（！）です。

「生活の質」を高める「ドーピング人生」

男性ホルモン、別名アンドロゲンは、テストステロン、アンドロステンジオン、デヒドロエピアンドロステロンなどから成り立っていますが、大半はテストステロンです。テストステロンという言葉を聞いたことがある方は、多いのではないでしょうか。オリンピックのドーピング検査でよく出てきます。筋肉を強化し、筋肉量を増やす効果のあるいわゆる筋肉増強剤です。

ドーピングに関しては、現代では厳重な検査が行われていて、発覚すればメダル剥奪などのこともあります。そのため、ドーピングは違反行為、悪いことというイメージが強いようです。しかし、人間の身体の中に分泌されるテストステロンは、健康な身体を維持するために重要な役割を果たしている大切なホルモンです。

加齢にともない分泌量が減り、筋肉量が減り、筋力が低下することになります。このことはよく知られているのですが、血中のテストステロンには、代謝を制御する働きもあります。そのことにより、糖尿病や肥満の予防にも役立っています。

血中テストステロン値は、一般的な健康診断などでは測りません。筋肉量や筋力の低下、肥満、血糖値の上昇、うつ症や性欲の低下などといった症状があるときには、テストステロン値の測定をお勧めします。

女性の方に使用する男性ホルモンのテストステロンには、使用する量によっては、ヒゲ、胸毛、お腹の毛、背中の毛などを増やしたり濃くしたりする作用があります。しかし、男性の10分の1の量しか使用しないので、心配はありません。筋肉が増える、骨がしっかりする、脂肪が正常化する、免疫力が高まる、ガンを予防することができる、神経が回復する、血管が丈夫になるなど、メリットが多くなります。

生れたときから男女とも女性ホルモン、男性ホルモンをもっていて、加齢にともない減少します。女性は、閉経後に一気にエストロゲンが減ります。それを補うのは、副腎から分泌されるわずかな男性ホルモンのテストステロンです。

男性ホルモンのテストステロンをエストロゲンにつくり変えて、何とかしのぐわけです。しかし、それも70歳をすぎるあたりまでで、なにもしないでいると70歳をすぎるころには、それもほぼ尽きてしまいます。

性ホルモンの分泌を促すことと、ミトコンドリアを増やすこととは、同一線上にあります。そのため、その方法もほぼ共通です。性ホルモンの分泌を促し、ミトコンドリアを増やし、認知症をはじめとする加齢にともなう症状とされているものを防いでください。

第3章　細胞内のミトコンドリアの健康により
ＣＯＰＤを克服する

全身に炎症が広がると、全身の細胞のミトコンドリアが異常になる

タバコを吸っていた人で、咳が続いたり、一日中痰がからんだり、少し動いただけなのに息切れがしたりする症状があるときには、タバコ病とも呼ばれているＣＯＰＤ（慢性閉塞性肺疾患）を疑ってみてください。

タバコを吸ったことがなければ、安心というわけではありません。ご自身が吸わなくても、ヘビースモーカーの近くにいることが多い人は、副流煙を吸い込むことによって、ＣＯＰＤに罹っている可能性があります。

ＣＯＰＤの恐ろしいところは、症状がゆっくりと進行していくことです。そのため、早期には気づきにくく、重症になってはじめて気づくことが多いといえます。

さらにＣＯＰＤは、炎症性細胞が増加して、炎症性サイトカインをたくさん出すため、「肺胞毛細血管炎」を形成します。肺の炎症を契機に炎症が全身に広がってしまうことも、大きな特徴となっています。このとき、全身の細胞のミトコンドリアが異常になっていると考えられます。

肺の炎症から全身に広まる病気には、次のようなものがあります。

骨粗しょう症……………骨がもろくなる
骨格筋障害………………筋力が低下する
心臓や血管障害…………心不全、心筋梗塞、不整脈の頻度
腹部の消化管障害………十二指腸潰瘍や逆流性食道炎
代謝障害…………………糖尿病や脂質異常症など
メンタル障害……………うつ状態になる

私が20年程も前に提案した「タバコ病」の実態は、肺胞周囲の血管内皮細胞の炎症

であるＡＣＥ－２を通じて炎症するというものでした。そして、最終的には肺線維症にいたるというのが、私の仮説でした。これに対して、降圧剤のＡＲＢが有効であることを発見し、臨床で応用してきました。私が治療してきた重症ＣＯＰＤ患者さんはほとんどが経過良好です。

いま流行している新型コロナウィルスの代表的な肺の症状や全身への強い炎症は、急性炎症です。これに対してＰＯＣＤは慢性炎症で、ともに炎症障害です。新型コロナウィルスは急性で10日間、ＣＯＰＤは慢性で30年以上です。「コロナ病」も「タバコ病」も全身性炎症疾患です。

温熱療法、男性ホルモン補充療法、内服薬（リザベン、ＡＲＢ）のトリプル攻撃

タバコを吸うことによって傷むのは、気管、気管支、肺胞および肺胞につながる血管などです。骨組織のなかの血管に炎症がおよぶと、骨を壊す破骨細胞が増加し、骨が弱くなります。

ＣＯＰＤや間質性肺炎（肺線維症）などにより、間質じたいが１度線維化してし

まったならば、もうもとには戻らないといわれています。私もかつてはそう思っていました。しかし、いまは線維化してしまった間質であっても、もとに戻るのではないかと考えるようになりました。

温熱療法は、ＣＯＰＤに対して大きな改善効果があることはわかっています。男性ホルモン補充療法が、ＣＯＰＤに対して大きな改善効果があることもたしかです。内服薬には、主成分トラニラストのリザベン（キッセイ薬品工業）が、多くの症例で優れた効果を発揮しています。ＡＲＢ（アンジオテンシンⅡ受容体拮抗薬）は、多数の製薬会社から多数の薬剤が出ています。

温熱療法と男性ホルモン補充療法、プラセンタ療法、内服薬リザベン、ＡＲＢの服用を同時に行うと、重症ＣＯＰＤまたは肺線維症を併発した人にも、著しい効果が期待できます。その理由は、ミトコンドリアを増やすからだと、私は考えています。

ＣＯＰＤは、慢性全身性炎症性疾患

ＣＯＰＤ（慢性閉塞性肺疾患）は、肺の炎症性疾患であると、まずは認識されました。その後、炎症は全身に広がっていることがわかり、併存症をともなう全身性疾患として認識されるようになりました。

ＣＯＰＤによる呼吸困難で、身体活動性が低下することは、ＰＩと呼ばれています。ＰＩとは physical inactivity のことです。訳すと肉体的不活発、身体不活動、運動不足ということになるのですが、ＰＩと呼ばれることが多いようです。ＰＩは、当然のことながらＱＯＬ（生活の質、人生の質）と密接です。

ＣＯＰＤの患者さんは、炎症症状を引き起こす免疫系細胞から分泌されるタンパク質である炎症性サイトカインが高値です。血液中に含まれる血液凝固因子の一種であるフィブリノゲンも高値です。それらのことから、ＣＯＰＤの患者さんには、全身性炎症が存在すると考えられます。種々の全身性疾患の併存症をともなうのは、その結果です。そうしたことから、ＣＯＰＤを慢性全身性炎症症候群と呼んではどうかという声があがっています。

ＣＯＰＤの悪影響によりサルコペニアになることも

ＰＩでは、骨格筋にも炎症が認められます。しかし、運動をすることにより、骨格筋がさまざまなサイトカイン産生を誘導し、運動後には抗炎症性サイトカインの上昇が認められ、炎症が抑制されます。

この面からも、適度な運動が全身性炎症の制御に効果があるということができます。

サルコペニアは、次のように分類されています。

一次性サルコペニア………加齢によるもの
二次性サルコペニア………活動性の低下、生活習慣や生活環境によって、低栄養、各種疾患に関連するもの

ＣＯＰＤも加齢によるものがあり、活動性の低下、低栄養によるものもあります。

さらに「各種疾患に関連するもの」のなかで、とくに全身性炎症については、ＣＯＰ

Dの悪影響がサルコペニアにおよんでいると考えられます。

ミトコンドリアの異常もサルコペニアの原因になる

二次性サルコペニアの多様な原因のなかで、最も重要なのは活動性の低下、すなわちＰＩです。

ＣＯＰＤによる全身の炎症と、それにともなう全身の細胞内のミトコンドリアの異常により、筋細胞の増殖を促進する成長因子の質が低下し、筋蛋白合成が減少します。さらにミトコンドリアの異常は、筋蛋白の分解を促進します。そのことにより、筋肉量が減少することになり、サルコペニア発症ということになり、筋肉細胞の全身に送るエネルギー産出も低下し、「体力がない」という状態になります。

サルコペニアが発症すると、ＰＩが増悪します。ＰＩの増悪は、サルコペニアをさらに増悪させ、ＰＩとサルコペニアの悪循環になります。男性ホルモン補充によるミトコンドリアの産出と、そのことによるミトコンドリアの質の健全化は、ＰＩとサルコペニアの悪循環を断つきわめて重要な治療なのです。

第4章　β細胞のミトコンドリアが減少すると糖尿病になりやすい

β細胞のミトコンドリアが減少すると糖尿病になりやすくなる

糖尿病の原因は、インスリンが足りない、インスリンが効かないの2つです。身体活動が低下すると、インスリン抵抗性が惹起され、インスリンが効きにくくなります。そのうえ、肥満にもなり、内臓脂肪も増え、その内臓脂肪からインスリンを効きづらくさせる物質が分泌されるので、インスリン抵抗性がさらに高まります。

インスリン抵抗性が高まると、血液は糖だらけとなり、「高血糖による高インスリン血糖」すなわち糖尿病になります。血液の中に糖が増えると、血管の内側に大量の活性酸素が発生します。その活性酸素が血管を内側から傷つけ、破壊することもあります。

体の内部でそのようなことが起きると、血流が悪くなっているわけですから、酸素も栄養も十分に運ばれません。足や手に痛みやしびれが出てきたり、頻尿、多尿、多汗、喉が渇くなどの症状が出始めたりします。

糖尿病には、次の3つの合併症があります。

糖尿病腎症………血糖値が高い状態が続くと腎臓が機能しなくなります

糖尿病網膜症……目の毛細血管が破れる失明原因の第1位

糖尿病腎症………足が腐り、年間2万本の足が切断されているといわれています

以上は、「糖尿病3大合併症」と呼ばれている糖尿病直接の合併症です。すべて血管の障害によるものです。そのため、糖尿病の患者さんは、脳梗塞、心筋梗塞になりやすいので注意が必要です。

糖尿病になると高血糖の状態が続くので、血流が悪くなり、動脈硬化も起きます。脳の血管が詰まるのが脳梗塞、心臓の血管（冠動脈）が詰まるのが心筋梗塞です。と

もに命にかかわるので、厳重に注意しなければなりません。脳梗塞は、早めの処置により生命を取りとめることができても、手足の麻痺、言語障害などの後遺症が残ることがよくあります。そうなれば、患者さんはもちろん、ご家族の方にも大きな負担をかけることになります。

糖尿病の症状は、エネルギー不足の症状

通常、糖の濃度が高くなると、インスリンが分泌されて、余分な糖をグリコーゲンと脂肪に変えて蓄えます。それに、骨格筋のミトコンドリアが活発になり、糖をエネルギーに変えて血糖値を低くしようとします。

糖尿病になると、膵臓のβ細胞のミトコンドリアが減り、筋肉細胞の中のミトコンドリアも減ります。そのことにより、血液中の糖の濃度がどれほど高くなっても、エネルギーとして使われることがほとんどなくなるわけです。血液中の高濃度の糖は、ほとんどそのまま血液中に留まり、腎臓の糸球体で濾過されはしますが、高濃度の糖は、ほとんどそのまま尿の中に入り込みます。そして、高濃度の糖を含んだ尿として

排出されます。だから、糖尿病という名前がつけられたのです。

他方、骨格筋のミトコンドリアは、血液中の糖をエネルギー源として消費することができないので、エネルギーを産出することができません。血液中にエネルギーの原料となる糖が大量にあるにもかかわらず、糖からエネルギーをつくりだすミトコンドリアが不足しているため、エネルギー不足になってしまうわけです。

疲れやすい、体がだるい、力が出ないというのは、糖尿病の典型的な症状ですが、これはエネルギー不足の症状でもあります。

ミトコンドリアはグルコースのセンサー

血液中の糖の濃度はホルモンによって調節されています。血糖値を下げるホルモンは、インスリンです。それとは逆に血糖値を上げるホルモンもあります。その代表はグルカゴンです。グルカゴンは、人体が低血糖になるのを防ぐために、肝細胞にグリコーゲンを分解するよう信号を送ります。そうして、血糖値の上昇を促進するのです。

血糖値を低下させるホルモンは、インスリンのみですが、血糖値を上昇させるホルモンは、グルカゴン以外に複数あることがわかっています。ここで、高血糖状態だとか、低血糖になりそうだということは、どうやってわかるのかと思ってしまいますね。

膵臓のβ細胞のミトコンドリア

ヒトにおいては、肝臓、腎臓、筋肉、脳など、代謝の活発な細胞には数百から数千個のミトコンドリアが存在し、細胞質の約40％を占めています。平均では1細胞中に300から400個のミトコンドリアが存在し、体重の10％ほどになります。

ミトコンドリアの大きさは、多くは0.5 μmm ほどですが、条件によって多様です。一つの細胞に予想以上にたくさんのミトコンドリアが入っています。心筋細胞は6，000〜10，000、脳細胞も10，000ほど、一個の細胞が大きい卵子には、なんと10万個ものミトコンドリアが存在していると推定されています。

ミトコンドリアが多い細胞ほど、生まれたときから細胞数は変わらず、少しずつ大きくなります。細胞が再生することなく、分裂もせず、増殖もしないからです。

卵巣には10万ものミトコンドリアがあり、精子には100くらいのミトコンドリアしかないと推定されています。脳細胞内には1万ものミトコンドリアが存在しているようなのですが、そのミトコンドリアが著明に減少し、活性が低下すると、記憶力低下、認知症、パーキンソン病などになってしまいます。

心筋細胞はたくさんのエネルギー産出が必要なので、ミトコンドリアが6，000～10，000あると推定されています。腎臓の糸球体や尿細管（4000～6000くらい）、肝臓の細胞（300から500くらい）などにも多くのミトコンドリアが存在しています。膵臓のランゲルハンス島（膵島）のβ細胞にもミトコンドリアが300から500くらい存在していると推定され、血液中のグルコース濃度を知るセンサーの役割を果たしています。

体内のさまざまな細胞の中に入っているミトコンドリアの量は細胞の大きさに関係しています。再生しない細胞ほど断然数が多いのです。数は推定です。

卵子	100,000 個
脳細胞	10,000 個
心筋細胞	6,000 ～ 10,000
腎臓の糸球体	4,000 個～ 6,000 個
尿細管	4,000 個～ 6,000 個
肝臓	300 個～ 500 個
膵臓の β 細胞	300 個～ 400 個
精子	100 個

膵臓には、グルコースを細胞内に取り込むゲートがあり、グルコースの濃度が高ければ高いほど、取り込まれるグルコースの量は多くなります。このとき、その人が糖尿病でなければ、β細胞のミトコンドリアは、酸素を利用してグルコースを二酸化炭素に分解し、エネルギー（ＡＴＰ）に換えます。これがインスリンをつくり出すエネルギーです。

ＡＴＰがすでに多く生産されているときは、細胞膜にあるカリウムイオンを外へ放出する穴（チャンネル）を閉じます。そのことによって、細胞膜の内外の電気状態が変化し、カルシウムを取り入れる穴が開きます。その穴からカルシウムが入ってきて、「インスリンを分泌しろ」という命令を出します。もう一つ、ＡＴＰがＧＬＰ-1の力を得て、アデニルシクラーゼという酵素により、サイクリックＡＭＰになってからインスリンをつくり出します。

これらのことにより、インスリンは、膵臓のランゲルハンス島（膵島）のβ細胞から分泌されることになります。分泌されたインスリンは、血液中のグルコースの筋肉への取り込みを促し、それでもまだ余っているグルコースは、脂肪に変えて脂肪組織に蓄えられます。そうやって、高血糖状態が続かないようにしているのです。

つまり、血糖値を下げる鍵を握っているのはミトコンドリアなのです。β細胞のミトコンドリアが減り、センサー機能を失うと、チャンネルやトランスポーダーの質がわるくなり、「インスリンを分泌しろ」という命令を出せなくなるので、どれほど血糖値が高くなっても、インスリンは分泌されません。

そうなってしまったのが糖尿病ですから、ミトコンドリアの「量と質」を確保していないと糖尿病になってしまう、ということがいえます。

ミトコンドリアを増やすことに焦点を絞って、適度な運動とバランスのよい食事を

私はよく食事をする前に白湯を一杯飲み、3分間ほど筋トレを行います。これは、ミトコンドリアによるエネルギー産出をスムーズにさせるためです。ミトコンドリアが糖からエネルギーをつくるとき、水も必要とします。一種の加水分解をおこなっているのです。白湯は水を温めたものなので、加水分解の要素として最適です。

糖尿病に近い状態になると、血液中の糖を使えないミトコンドリアは、筋肉の中の

タンパク質に目をつけます。筋肉の中のタンパク質を分解してアミノ酸を取り出し、エネルギー源として使おうとするのです。

糖尿病の人が痩せてしまうのは、そのせいです。筋肉の中のタンパク質が分解されることにより、筋肉も減り、筋肉内のミトコンドリアも減ってしまうのです。糖尿病の人は、血液中に糖を多く含んでいる、すなわちエネルギー源を大量に保持しているにもかかわらず痩せていくことが多いのは、このためです。

最近は、糖尿病が初期の段階ならば、治す薬があります。糖尿病は治らない病気ではなく、初期の段階であるならば治る病気になりました。しかし、糖尿病治療の基本は、適度な運動と食事制限です。これは変わりません。たんに適度な運動と、バランスのよい食事ということではなく、ミトコンドリアを増やすということに焦点を絞ると効率が上がります。

動きの活発なミトコンドリアによって、有核細胞の細胞分裂が始まった？

これはまだ仮説ですが、古代において海の中で、ミトコンドリアは、もともと動き

体細胞（60兆個）が代謝を行っている!!

細胞レベルの医療
（酸素と水は生命活動に必需）

解糖系運動
無酸素代謝
（細胞質基質で）
ミトコンドリア系運動
有酸素代謝

⇒

水　（加水分解）
酸素（酸化反応）

ミトコンドリアにおいては、生体内のエネルギー産生には酸素が欠かせない。
細胞質においてエネルギーが作られるが、この時は酸素を必要としない。水を必要とする加水分解。これを無酸素代謝と言う。

が活発（多動性）で、じっとしていられない性質でした。そのミトコンドリアが有核細胞とドッキングしたことによって、有核細胞の細胞分裂をはじまったのではないか、といわれています。ということは、じっとしていられないミトコンドリアの性質を維持してあげることが、生物細胞の健康につながるということです。

糖尿病患者さんが、高血糖であっても、その糖をエネルギーに変えないのは、脂肪酸のせいもあります。脂肪酸がたくさんあると、心臓以外の筋肉は、エネルギーが十分にあると認識して糖分を取り込まなくなるのです。このことはとても重要です。だから、脂質の摂りすぎにも注意が必要です。

第5章　ミトコンドリアの改善治療が、認知症、パーキンソン病を改善させている

オートファジーが働かなくなると神経変性疾患を引き起こす

ミトコンドリアは、細胞が必要とするエネルギーの大部分を作り出すほか、さまざまな分子の代謝に関わる生命活動に重要な細胞内小器官です。一方、傷ついたミトコンドリアや異常なミトコンドリアは、細胞にとって有害なため、細胞はこれらの不良ミトコンドリアを取り除き、ミトコンドリアの品質を管理する必要があります。

オートファジーは、二重膜構造で不良ミトコンドリアを包みこみます。そうして、消化酵素を含む細胞内小器官であるリソソームへと送り、分解します。

このマイトファジーが働かなくなると、細胞内に不良ミトコンドリアが蓄積し、神経変性疾患を引き起こします。

脳神経細胞もたくさんの元気なミトコンドリアを必要としているのです。

「脳萎縮性脂肪」アポリポ蛋白Eを減らす治療薬があります

認知症に多い「脳萎縮性脂肪」アポリポ蛋白Eが発見されました。アポリポ蛋白Eは、動物性脂肪を多く食べると増えます。ですから、動物性脂肪は避けるべきです。どうしても動物性脂肪を避けることができず、大量に摂取してしまうときは、ご相談ください。「脳萎縮性脂肪」＝アポリポ蛋白Eを減らすよい治療薬があります。

パーキンソン病とは、円滑な運動を行うための脳の役割に異常が生じる病気です。日本で思ったタイミングで歩き出せなかったり、小刻みな歩行になったりします。この病は、およそ1000人に1人、60歳以上では100人に1人くらいの割合で、この病気になっています。したがって、超高齢化が進むにつれて、パーキンソン病の患者さんが増えると予測されています。

パーキンソン病の患者さんは、コーナーを曲がるとき、とくに歩幅が狭くなります。男性パワー補充療法を行うと、次に来院されたときには、元気な人と同じ歩幅で元気にコーナーを曲がられます。それを見ると、本当に嬉しくなります。

ミトコンドリアは「認知症」を予防する

ミトコンドリアは、筋肉細胞と神経細胞に多く存在し、運動をすることによって、それらのなかのミトコンドリアを増やしてくれます。

筋肉細胞のミトコンドリアが増えると、元気のないミトコンドリアを使う必要がなくなり、新しい元気のいいミトコンドリアにより、筋肉細胞はリフレッシュされ、筋肉量が増え、筋力が強化されます。それとともに、脳と全身を走る神経細胞のミトコンドリアが増え、神経系がリフレッシュされ反応が早くなり、若々しくなります。

認知症の人の脳には、ミトコンドリアの量が少なく、ミトコンドリアはエネルギー工場ですから、エネルギーをつくる機能が下がっていることはわかっていました。しかし、そのことでもって「ミトコンドリアが減ると認知症になる」と言い切ることはできませんでした。なぜなら、ミトコンドリアが減ったから認知症になったのか、認知症になったからミトコンドリアが減ったのか、わからなかったからです。

それが、最近になって、ミトコンドリアが少なく、ミトコンドリアが産出するエネルギーが少ないことが、認知症の大きな原因のひとつであることがわかってきました。これを逆に言うと、適度な運動をするなどしてミトコンドリアの量を増やし、ミトコンドリアの質を高めておくことが、認知症の予防になるということです。ミトコンドリアの量と質が高く保たれていると、必要なエネルギーは確保されます。脳にもエネルギーが潤沢に供給されることにより、認知症にはなりません。

運動をすることによってミトコンドリアの量と質を高く保つ

ミトコンドリアの量と質を高く保つには、体を動かすことです。運動すると筋肉だけでなく、脳の血管も増えます。血管によって十分な酸素と栄養分が供給できれば、脳のはたらきは活発化します。

脳は体全体をコントロールする司令塔です。そのため、その活動には多くのエネルギーが必要です。ミトコンドリアが多いのは、常に脳の活動をサポートしつづけるためです。しかし、その効果も加齢とともに徐々に減る傾向があります。年をとればとるほど、経験したことが多くなり、脳があまり刺激を感じなくなるからです。「脳のトレーニング」という言葉が少し前からよく見られるようになりました。「脳トレ」という意味ですが、物事を深く考えたり、新たなことを学んだり、脳に刺激を与えると脳の血流量が増し、ミトコンドリアのはたらきが活発になります。

つまり、新しいことに興味を持つことがなにより大切なのです。しかし、脳の場合は直接に強い刺激を与えることがいいとは言い切れないところがあります。脳はとても繊細なので、急激に刺激を与えてエネルギーが不足してしまうと、細胞が死んでしまうことがあるからです。また、強いショックや深刻な刺激がストレスになって、細胞を傷つける危険性もあります。そうした危険を回避しつつ、脳に適度な刺激を与えられるという意味で、運動はとてもいい「脳トレ」なのです。

運動をすると骨からオステオカルシン、筋肉からマイオカイン、良質脂肪からアディポネクチンが、脳をはじめ体全体を刺激してくれて健康にしてくれます。

普段私たちは意識していませんが、体の動きは脳がコントロールしています。ですから、体を動かすということは、脳を動かすことでもあるのです。しかも、運動による刺激は脳にとって強すぎず弱すぎず、適度な刺激となります。とくに、普段はあまりしない動きを運動に取り入れると脳にはいい刺激となります。

脳のミトコンドリアが増えると、脳の使えるエネルギー量が増えるので、認知症を防止するだけでなく、集中力が増したり、発想力が豊かになったり、脳の機能全体がよくなります。頭脳労働者や受験生などは、ついつい頭ばかりを使って体を動かすことが少なくなる傾向がありますが、本当に脳の機能を高めたいなら、適度な運動を行い、体を動かすことで脳を刺激することです。

運動は、ミトコンドリアを増やしながら認知症も予防できる、とても優れた健康法です。筋トレ、ストレッチ、有酸素運動などをセットにして運動しましょう。

ミトコンドリアの誕生について、かんたんに見ておきましょう

ここでミトコンドリアの誕生を、かんたんに見ておきましょう。太陽系の惑星の一つとして、地球が誕生したのは、およそ46億年前といわれています。そのとき地球はどのような状態であったのか、よくわかっていません。

現在の地球には、学名が与えられているものだけでも１５０万種の生物が棲んでいますが、地球が誕生して少なくても４、５億年のあいだは、生命はまったく存在していなかったようです。隕石の衝突が多くて、地球はとても熱かったからです。

やがて地表が少しずつ冷えてゆき、海が形成されます。このとき酸素はごくわずかあったかもしれませんが、いまのような大気はありませんでした。オゾン層も、もちろんなかったので、紫外線や宇宙線が直接地表に降り注ぎ、地球環境はとても過酷でした。

光合成が酸素をつくった

やがてシアノバクテリアが誕生しました。シアノバクテリアは、光合成を行い、酸素を発生する原核生物です。

すべての生物は、大きく原核生物と真核生物の二つに分けることができます。生物がもつ遺伝情報はＤＮＡ（一部のウィルスはＲＮＡを遺伝子としている）に記録されていますが、細菌のように初期の生物の姿をとどめている生物では、ＤＮＡはそのまま細胞の中に収まっています。それが原核生物です。動物、植物、カビなどは、DNAは細胞内で核膜に包まれて、核を形成しています。それが真核生物です。

シアノバクテリアの子孫は、いまも氷に閉ざされた南極の海にいるようです。「南極 氷の下のタイムカプセル」というタイトルで、「NHK BSプレミアム」で放映されました。南極には厚い氷に閉ざされた湖があり、その湖底に太古の地球に似た景色が広がっています。その湖に世界で初めてテレビカメラ、それも超高精細8Kカメラが入り、撮影に成功しました。南極の湖は、厚い氷でフタをしたような状態になっていて、太陽光の青い光だけを通すので、とても美しい均一な青一色の世界でした。

葉緑体とミトコンドリアの共通点

真核細胞の葉緑体やミトコンドリアは、原核生物として独立していたものが、酸素毒によって死ぬしかなかった生物と共生することによって、ともに生き延びることができたようです（細胞内共生説）。

取り込んだ方の生物（細胞）を宿主（細胞）といいます。葉緑体やミトコンドリアの起源となった生物は、植物や動物に取り込まれました。

光合成を行うシアノバクテリア…………植物に取り込まれて──→葉緑体
酸素呼吸のプロテオバクテリアの一種……動物に取り込まれて──→ミトコンドリア

葉緑体やミトコンドリアが、細胞の中で分裂し増殖することは、古くから知られていました。その後に、葉緑体やミトコンドリアが、ひんぱんに細胞分裂を行う独自なＤＮＡを持っていることが明らかになりました。さらに、葉緑体やミトコンドリアは、二重の膜構造を持っていて、宿主の細胞が細菌などを取り込むと、細胞膜で細菌を包むこともわかってきました。

葉緑体やミトコンドリアは、細胞内で分裂して増殖しているのですが、自分勝手に増えているわけではありません。宿主の分裂に同調して分裂するように制御されています。これは、細胞内に取り込まれた生物が、細胞小器官へと進化する過程で、宿主にコントロールされるようになったからです。

南極 氷の下のタイムカプセル

シアノバクテリアが酸素発生型光合成を行うと、副産物として酸素ができます。つまり、水と光があればエネルギーが得られるわけです。当時もいまも地球上には、水も太陽の光も、たくさんあります。

シアノバクテリアは海のなかで酸素発生型光合成を行い、酸素を生み続けました。金魚鉢の藻をよくみると、小さな泡がくっついていて、やがて藻から離れて浮かんできます。それと同じようにシアノバクテリアは酸素を生み続けました。

そのことにより、しだいにいまのような大気が形成されることになりました。それとともに、シアノバクテリアは、形態的にも代謝的にも多彩な能力を有する原核生物になっていきました。

ＮＨＫ ＢＳでは、南極の氷の下に不思議なコブが一面に広がっている様子が映し出されました。そのコブはふわふわと柔らかく、触るとすぐ壊れてしまいます。それがシアノバクテリアという太古の微生物の塊です。シアノバクテリアは地球に酸素を生み出した微生物で、シアノバクテリアだけの生態系は、現在ではここだけだそうです。だから、「氷の下のタイムカプセル」というタイトルがついたのでしょう。

第6章　ミトコンドリアを増やす方法

ミトコンドリアを増やす6つの方法のうち2つは私の仮説

たくさんの細胞の活性化が必要になると、ミトコンドリアもたくさん必要になります。そのとき、ミトコンドリアをたくさんつくることができなければ、質の悪いミトコンドリアも使うことになります。それでは細胞の活性化を十分に行うことはできません。ミトコンドリアをたくさんつくることができれば、質のよいミトコンドリアだけで、たくさんの細胞を活性化させることができます。ミトコンドリアをたくさんつくることが、ミトコンドリアの質をよくすることにつながるわけです。

温熱療法（当クリック内のリハビリでできます）。電気刺激療法（ミリハビリででき ます）。有酸素運動（ミ健康広場でできます）。背筋を延ばす（ミ健康広場でできます）。寒さを感じる。空腹を感じる。

これらのうち「温熱療法」「電気刺激療法」が、ミトコンドリアを増やすということを聞いた方はおられないと思います。なぜならば、私が本書で初めて述べているからです。医学としてのエビデンスはありませんが、そうとしか考えられないので、この2つを付け加えました。

局所に電気刺激療法を行うことによって改善することが、私の博士論文に

私は博士論文で、身体の局所に電気刺激療法を行うことによって、次のような

ミトコンドリアを増やす方法

- 温熱療法（リハビリ）
- 電気刺激療法（リハビリ）
- 有酸素運動（健康広場）
- 背筋を伸ばす（健康広場）
- 寒さを感じる
- 空腹を感じる

などの方法があります

ことが起きることを実証し、なぜそのようなことが起きるのかを考察しました。

局所の細胞が活性化し、機能が高まる

「細胞の再生力」が高まる

その結果、

悪くなっていたCOPDの気管支粘膜の細胞の増殖、再生があった

肺胞が改善された

その後、電気刺激療法で副鼻腔炎を治療することにより、副鼻腔内の粘膜細胞を改善させていたことがわかりました。そのため、同じく電気刺激療法で膀胱、子宮、卵巣などの治療も行い、いずれも症状を改善させることができました。なおミトコンドリアが運動をすることによっても顕著に増えることについては、第7章で詳しく述べます。ミトコンドリアを増やす方法に戻り、順に詳しくみていきましょう。

特殊温熱療法・ハイパーサーミア

温熱療法は、東洋でも西洋でもかなり古くからおこなわれていました。近代になってからは、医学の長足の進歩の陰になり、治療効果よりも娯楽的要素にポイントが置かれるようになりました。しかし、温熱療法は、いまもほとんどすべての病気に有効であるばかりか、現代医学の行き詰まりを突破する可能性があります。

私は患者さんの体の悩みを治したい一心で、30年前には「酢足湯」を提唱し、ヒノキクズ風呂、ラドン石風呂などを推薦しました。そして、15年前には岩盤浴の大きな施設を数ヶ所つくりました。

２０１８年にはハイパーサーミア（特殊温熱療法）を導入して、大きな成果を上げています。体を温めるわけですが、その機器の進歩により、温熱療法が格段に進歩したのです。詳細は拙著『特殊温熱療法　ハイパーサーミア』をご参照ください。

ハイパーサーミアで、体を温めることによって、さまざまな病気が改善されています。そのことから逆に、ハイパーサーミアによる温熱療法には、ミトコンドリアの質と量を高める効果があると考えられます。

一過性の温熱刺激によってミトコンドリア関連遺伝子が増加することが明らかになった研究としては、日本体育大学 運動生理学研究室の田村優樹氏の研究があります。この研究は、マウスによるものでしたが、温熱刺激によってミトコンドリア関連遺伝子が増加すること、温熱刺激により骨格筋ミトコンドリアの機能不全が改善することが明らかにされました。

ガン、細菌、真菌、ウィルスが減った

当院でハイパーサーミアによる特殊温熱療法を始めたのは、２０１８年秋のことです。ハイパーサーミアは、最先端のマイクロウェーブによる温熱療法機器で、ガン治療に特化されています。しかし、かなり優れた機器なので、ガン治療以外にも使った方がいいと思い、いろんな治療にハイパーサーミアも併用したところ、思ったとおり多くのよい治療成果が相次ぎました。

そのなかから、まずはガンについてご紹介します。

ガンの発育を抑えることができました
ガンの増殖が抑えることができました
ガンが壊死して小さくなりました
ガンが消えてしまっています

ＭＲＩやＣＴスキャン、超音波でガンの大きさが減少したことが証明されています。
ハイパーサーミアを使った温熱療法で、体細胞内の健康なミトコンドリアが増える
ようです。そのことによって、さまざまな病気が改善しているのですが、最も顕著な
のは、細菌、真菌、ウィルスの抑制と減少です。

細菌を減らすことができました
真菌を減らすことができました
ウィルスを減らすことができました

マイクロウェーブによる直接効果もあり、体細胞内の健康なミトコンドリアが増えることにより、免疫力が高まるためだと思われます。

酸素水によって、十二指腸ガンが消えてしまった

80歳を少し超えた男性が、夫婦でいきなりクリニックにやってきました。私の本を読んで「最後のたのみ」だと確信したそうです。

「どうしたのですか?」

と訊ねると、奥様が、

「十二指腸ガンです。切除したいのですが年齢が年齢なので、切ってくれません」

「困りましたねぇ」

ということで前病院の検査画像を見ましたら、たしかに十二指腸ガンがありました。80歳を超えているからといっても、十二指腸ガンの切除は、条件を満たせば可能です。絶対にできないということではありません。

そこで、うちのクリニックに来てくれている大学病院の外科教授に画像を見ていただき、大学病院で十二指腸ガンを切除していただくことにしました。

ここまでのようなことは、よくあることです。

驚いたのは、その後のことです。

大学病院で、手術に先立って十二指腸ガンの検査をしたところ、ガンがないのです。十二指腸ガンがどこにもありません。十二指腸の周辺も探したのですが、やはりどこにもガンがありません。

前病院で内視鏡検査、当院で腹部エコー、CTスキャン検査をしました。その結果、当医院での検査から大学病院での検査のあいだに、十二指腸ガンが消えてしまったのです。

その間に何があったのか。

思い当たることは一つしかありません。

その患者さんに、酸素水をのむことを、私はすすめました。その患者さんはとても素直な方だったので、その日のうちに酸素水をお求めになり、飲み始められました。

このことは、あとからご本人から聞いたことです。

十分な酸素を得ることにより、免疫細胞連合軍が勝ったのでは

酸素水を飲むことによって十二指腸ガンが消えるということは、ありうることです。生体エネルギーの大部分は、ミトコンドリアの働きによってつくられています。その原料は、酸素と栄養分です。酸素は、赤血球によって運ばれてきます。栄養分は食事によって摂ります。

酸素と栄養分が十分で、ミトコンドリアが健康で量も十分だと、活性酸素はそれほど増えません。体は健康状態を保ちます。ところが、酸素と栄養分が十分でなかったり、ミトコンドリアが不健康で量も足りていなかったりしたならば、活性酸素が増えます。私たちの体が、活性酸素を分解する酵素を減らすからです。

活性酸素が増えると、体の弱いところに炎症が起きやすくなります。また活性酸素が増えると、遺伝子を傷つけるという事態も増えます。そうして、ガン細胞が誕生してしまうわけですが、それだけではまだガン患者ではありません。Tリンパ細胞、N

K細胞、樹上細胞などが連絡を取り合って、ガン細胞と戦い、やっつけてくれるからです。

ところが、ガン細胞が激しく増えてくると、Tリンパ細胞、NK細胞、樹上細胞などのほうが負けてしまいます。増殖したガン細胞がガンの病巣をつくってしまいます。そうなってしまったら、もうガン患者さんです。

80歳を超えるその患者さんは、十二指腸ガン患者さんでした。しかし、十二指腸ガン患者になったのちに、Tリンパ細胞、NK細胞、樹上細胞の連合軍が、勢いを盛り返して、ついに十二指腸ガンに勝ってしまったのではないでしょうか。

なぜ勢いを盛り返したかというと、酸素水を飲むことによって十分な酸素を得たからでしょう。CTスキャン画像でも肺の異常陰影の改善度合いが証明できています。酸素の直接接触効果が強い援軍になったからでしょう。このときにはじめて胃、十二指腸ガンに、酸素を直接接触させると効果があると思いました。

腹式呼吸演歌療法は、酸素療法でもあります

私はヘンなことを言っていると思われることがあるのですが、いたって真面目で真剣です。演歌療法というのも、私が言い始めたことであり、最初は「ヘンなことを言っている」と思われました。

演歌に、うなり節というのがあります。うなり節の発声は、腹式呼吸の応用編のようなもので、酸素の取り込みをよくします。ですから、とくにうなり節のある演歌を歌うと、喘息や肺気腫の予防になったり、すでに喘息や肺気腫の患者さんは、改善したりします。

体内に多くの新鮮な酸素が入ってくると、各細胞が生き生きしはじめます。そして、二酸化炭素の排出がスムーズになるので、肌の老化を防ぐこともできます。

演歌に限らず、歌を歌うとき、腹式呼吸ができているかどうかが「鍵」になります。横隔膜、腹筋、腹直筋、肋間筋、大胸筋、それに姿勢を保つ背筋などが、同時に働かなければ、腹式呼吸はできません。また腹式呼吸をすることにより、それら関係

する筋肉が鍛えられることにもなります。

さらに、腹式呼吸は、肺の下をしぼることにもなり、そのことで残気量を減らすことになります。残気量というのは、肺の中に残っている空気のことです。ヒトが呼吸するときは、肺の中の空気をすべて吐ききって、あらたに空気を吸っているわけではありません。息を吐いても、肺の中には少し空気が残っていて（残気量）、そこに新しい空気を足しているのです。

残気量を減らすことができれば、体内に新鮮な酸素を大量に取り込むことができます。腹式呼吸演歌療法は、酸素療法でもあるのです。

私は、新型コロナによる外出自粛のおりには、カラオケで演歌を何曲も熱唱し、それを録画しておいて、ラインでみなさんにお送りしました。とても好評でした。

ちなみに80歳を超える男性の十二指腸ガンを消してしまったかもしれない酸素水は、私も飲んでいます。

水素が悪玉活性酸素を消してくれる

活性酸素は悪玉であることは、いまや常識のようになっていますが、活性酸素には善玉のものもあります。活性酸素にはいくつもの種類があって、悪玉ばかりではないのです。

悪玉の活性酸素を、水素が消してしまうということが明らかになったのは、2007年のことです。「哺乳類には、水素を発生させるバクテリアはないので、水素が人体に影響を与えることはない」「水素と酸素が反応するためには高い温度が必要だ」というのが、悪玉の活性酸素を水素が消してしまうことはない、ということの根拠でした。

ところが、水素は脂質領域にとどまる性質があり、脂質領域内で悪玉活性酸素であるヒドロキシラジカルを消してしまうことができる、ということがわかったのです。水素水がスーパーマーケットなどで大規模に販売されるようになり、スポーツクラブなどでも水素水の自販機が備えつけられるようになったのは、その後のことです。

水素水を飲むと、染み込むように体内に水素が入っていきます。血液の中にも入り、各臓器に届けられます。水素水を点滴することによる効果は、すでに数多く発表されていますが、私の症例では、橋本病の抗体が改善、リウマチ因子が減少、乳ガン腫瘍マーカーが正常化したということがありました。

大学病院で水素を吸入させて肺の障害度合いを減少させた報告もたくさんあります。最近では新型コロナ感染後、水素を点滴して血管炎を改善させたという報告もありました。

あくまで一般論ですが、若い人は抗酸化作用が活発で、高齢者になると抗酸化作用は低下する傾向にあります。現在、日本は超高齢化社会の真っ只中です。高齢者の方は「抗酸化力」を高める努力をしなければなりません。

男性ホルモン補充療法、健康なミトコンドリアを増やす努力とともに、酸素水、水素水の摂取もしていただきたいと思います。酸素水、水素水の摂取は、もちろん私も行っています。

私が『酸素力』という本を書いたときには、酸素によってピロリ菌を消滅させるというところにポイントがありました。その後、酸素気体よりも高濃度酸素溶存水、さらに酸素水に研究の中心が移りました。

ピロリ菌は、酸素に弱い微好気性菌です。そのため、酸素水で除菌できると信じて、臨床で応用しています。ピロリ菌は胃ガンの主要な原因にもなっていますので、酸素水によるピロリ菌の除菌は、胃ガン予防、胃ガン治療にも効果があると考えています。ガン細胞そのものも酸素に弱く、酸素によってアポトーシス（個体をより良い状態に保つための細胞の自殺）するようです。

玉川温泉の北投石のルーツは、台湾の北投温泉

秋田県の田沢湖玉川温泉には、北投石と呼ばれている不思議な石があります。「健康によい」ことはもちろん、「がんを治す効果がある」というようなことがマスコミで取り上げられ、大きな話題になりました。

その北投石がもたらす不思議な効果は、ごく微量の安定した放射線のおかげであることがわかってきました。放射線は、もちろんとても危険であり、からだによくあり

ません。しかし、ごく微量の放射線は、人体の内部に深く浸透して、各内臓に作用し、解毒作用によって体質を改善させる効果が高いようです（『北投石で難病を克服する』安陪常正著）。

そのごく微量の放射線が体をよくすることを、ホルミシス効果と呼んでいます。北投石は、その後の研究で、放射線のほかに遠赤外線、マイナスイオンも大量に放出していることがわかりました。

玉川温泉には、北投石のホルミシス効果、遠赤外線効果、マイナスイオン効果を、さらに大きくするための岩盤温浴施設があり、全国からたくさんの人が訪れています。放射性のラジウムを含んだ北投石は、半永久的にラジウムを生成・放出するので、国の特別天然記念物に指定され、採掘が禁止されています。

北投石は、不思議な効果を持続的に発揮します。例えばエネルギー産出を高める、体力が増進される、免疫力が増進される、などです。このようなことにはミトコンドリアが関わっているに違いありません。実際、ホルミシスはミトコンドリアを増やすといわれています。間違いなく効果があるというものには、ミトコンドリアを増やしている、ミトコンドリアが増えることによって質のよいミトコンドリアを使うことができるようになった、ということが多いのです。

昭和天皇が、北投温泉に巡幸されました

現在、北投石を見ることができるのは、世界で2カ所だけです。その2カ所とは、玉川温泉と台湾の北投温泉です。

１９０５年に、地質学者の岡本要八郎博士（台湾総督府国語学校教諭）が、台湾の北投温泉で、先に北投石を発見しました。その後に玉川温泉でも発見され、北投石と名付けられました。１９２３年には、当時、皇太子であった昭和天皇が、北投温泉に巡幸しておられます。

台湾の北投温泉は、中華民国が台湾を接収することにより、花街へと変貌しました。それが、１９７９年に公娼制度が廃止されたことを受けて、一般市民のための保養所となり、今日に至っています。

高濃度のラドンが開発され、ラドンホルミシス療法がはじまっている

玉川温泉のホルミシス効果、遠赤外線効果、マイナスイオン効果は自然のものです。それとは別に、医療目的で開発されたラドン発生装置、放射線ホルミシスルームがあり、ホルミシスラドン療法との名称で、治療が始まっています。そのほか、紫外線やウィルスを防ぐために、ラドンマスクもあります。

ホルミシスラドン療法は、糖尿病、脳卒中、高血圧、動脈硬化などに大きな改善効果をもたらしています。ホルミシスラドン療法を行うと、何日にもわたって酵素の生産、ホルモンの生産が高まります。ミトコンドリアが活性化されます。玉川温泉のラドン濃度は500～600 Bq/m^3ほどなので、その効果を得るには長期間の療養が必要になります。それに対して、ラドンホルミシスルームのラドン濃度は、文字通り桁違いの百万 Bq/m^3なので、1時間ほどの療養で効果を得ることができます。

病気のほとんどは、医師が総合的に関わるとともに、本人の生活習慣を改善する必要があります。ホルミシスラドン療法も例外ではなく、ホルミシスラドン療法の多く

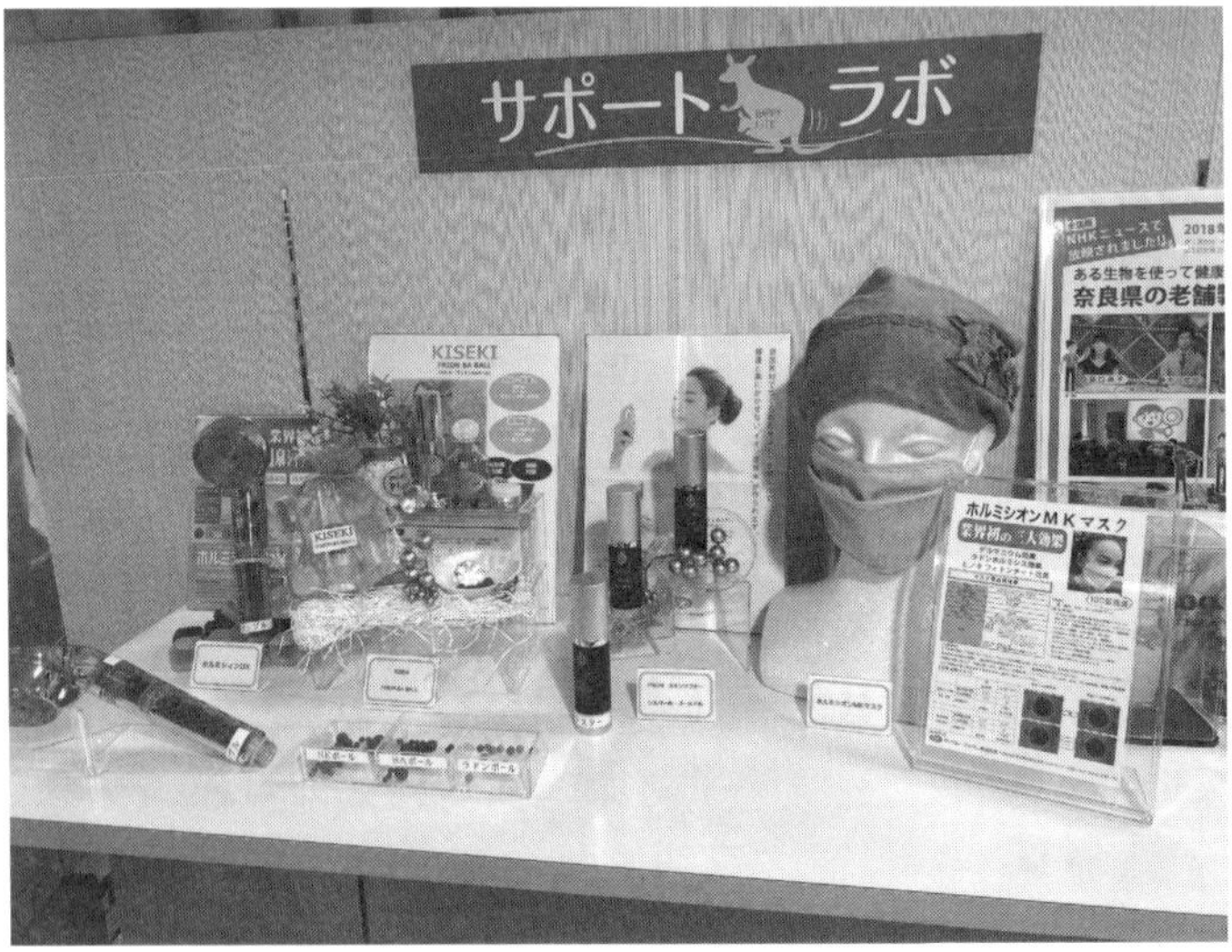

は、患者さんに家庭用ラドン吸入器を買っていただき、家庭内でもラドンを吸入していただいています。そのうえで、免疫力を高めるために、通院していただき、医師の診察を経て、医師が定めた時間、業務用高濃度ラドン発生装置で、高濃度ラドンを吸引していただきます。

ラドン濃度100,000 Bq/m^3～750,000 Bq/m^{3}も開発された

鳥取県三朝温泉のラジウム鉱石も有名です。三朝温泉のラジウム鉱石のほうが、玉川温泉のラジウム鉱石よりもラドン濃度が高く、治療効果も大きいようです。そのた

めか、岡山大学が病院を設立し、治療にあたっています。それでも、三朝温泉のラジウム鉱石のラドン濃度は 2000 Bq/m^{3}ですので、治療により改善結果を得るには、かなりの長期間の治療が必要となります。

ラジウム鉱石で世界の注目を集めているのは、オーストリアのバドガーシュタインのラジウム鉱石です。ラドン濃度は、40,000 Bq/m^3～ 170,000 Bq/m^{3}です。このバドガーシュタインのラジウム鉱石を目標に開発を繰り返すことにより、ついに100,000 Bq/m^3～ 750,000 Bq/m^{3}のラドン吸入器を生産することができるようになりました。

玉川温泉のラドン濃度……………500 ～ 600 Bq/m^3
三朝温泉のラドン濃度……………2000 Bq/m^3
バドガーシュタインのラドン濃度……………40,000 Bq/m^3～ 170,000 Bq/m^3
新たに開発されたもののラドン濃度……100,000 Bq/m^3～ 750,000 Bq/m^3

ホルミシス療法は、1000万Bq/m^3まで副作用の報告は皆無です。ホルミシスラドン吸引は、副作用は全くないといってよいでしょう。

ラドンホルミシスルームに漂っている放射線エネルギーは、約3.8日と長いのですが、体内では30分ほどでほとんど抜け、2時間で完全に消えてしまいます。持続的、定期的な吸引が奨励されているのは、そのためです。

またステキなシャワーヘッドがつくられたので、シャワーヘッドを取り替えて、毎日ラドンシャワーをすると、石鹸いらずで髪、皮膚、肉体とくに呼吸器が大きなホルミシス効果を得ることができます。

ラドン吸入実臨床

T・Oさん、75歳、男性。

温熱治療週1回98回目です。

癲癇症状が少しずつ緩和されています。

ここ1ヶ月は発作起きていないそうです。

ラドン吸入は、今日で3回目です。
頭皮から黒髪のうぶ毛がでてきています。

咽頭 Ca.50 歳台男性 stage4 ～
温熱治療週3回
今日で15回目
ラドン吸入5回目
温熱中は、咽頭痛が酷くありますが、終わると、痛み緩和され、声も出てきていま
す。怠さは出てますが、良質な睡眠が取れるようになりました。少しずつ痛みが変化
してきてます。咽頭の腫れ具合も、治まってきています。

獨協 Hs で 8/1 に脳腫瘍 ope 後
70歳代男性
左手足の麻痺があり温熱治療9月より st.

#1 脳 mata
＃2肺腺 Ca.
週2回温熱治療、ラドン吸入
3カ月に1度放射線療法あり
2020/7/7にMRI検査後、脳腫瘍は消えたと、pt より報告受けました。

メタトロン（MTR）によって、ミトコンドリアの量を計測することができる

電子エントロピー測定機器・メタトロン（MTR）によって、ミトコンドリアの量を計測することができます。メタトロンは、微細磁場での極低周波数を利用し、量子エントロピー理論に基づき、身体の臓器や細胞、遺伝子の波動（周波数）を測定します。長期にわたって医者にかかることができない宇宙飛行士のために開発されました。現在約50か国で使用されています。ドイツでは医療機器として治療に使われ、保険を適用することができる場合もあるのですが、日本では医療機器としては認められていません。

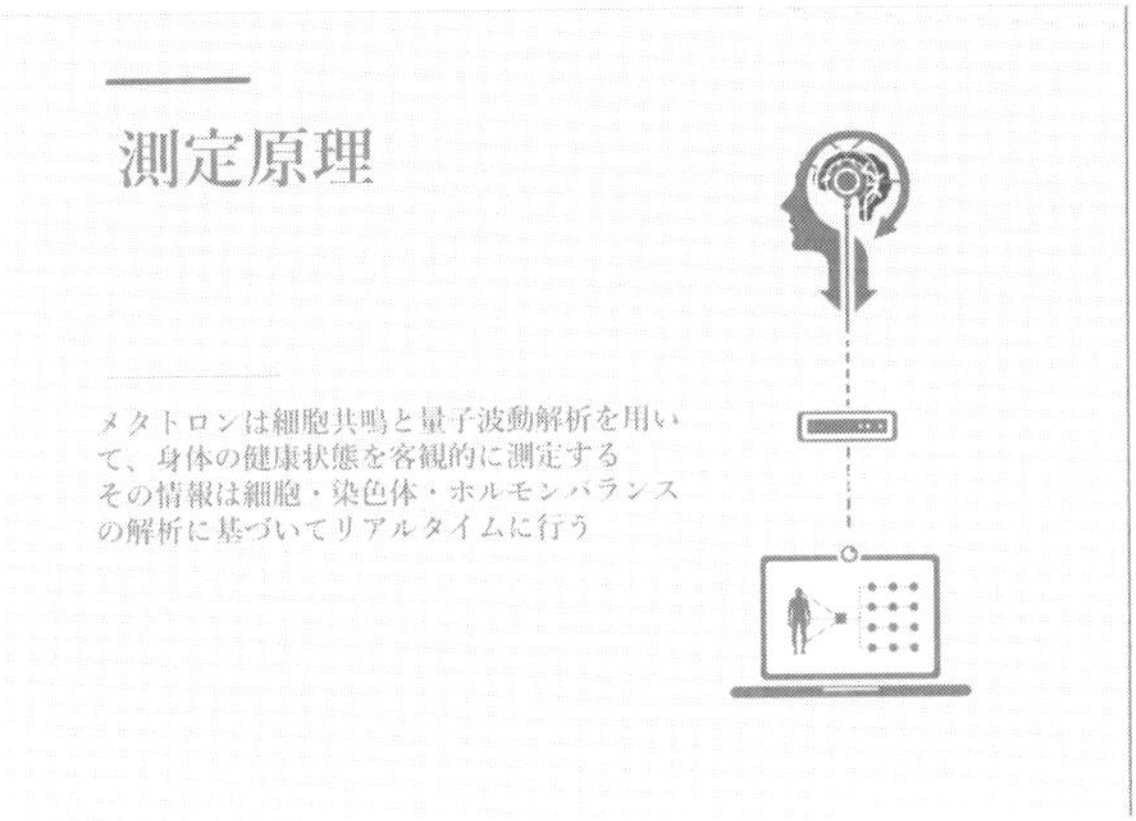
測定原理
メタトロンは細胞共鳴と量子波動解析を用い
て、身体の健康状態を客観的に測定する
その情報は細胞・染色体・ホルモンバランス
の解析に基づいてリアルタイムに行う

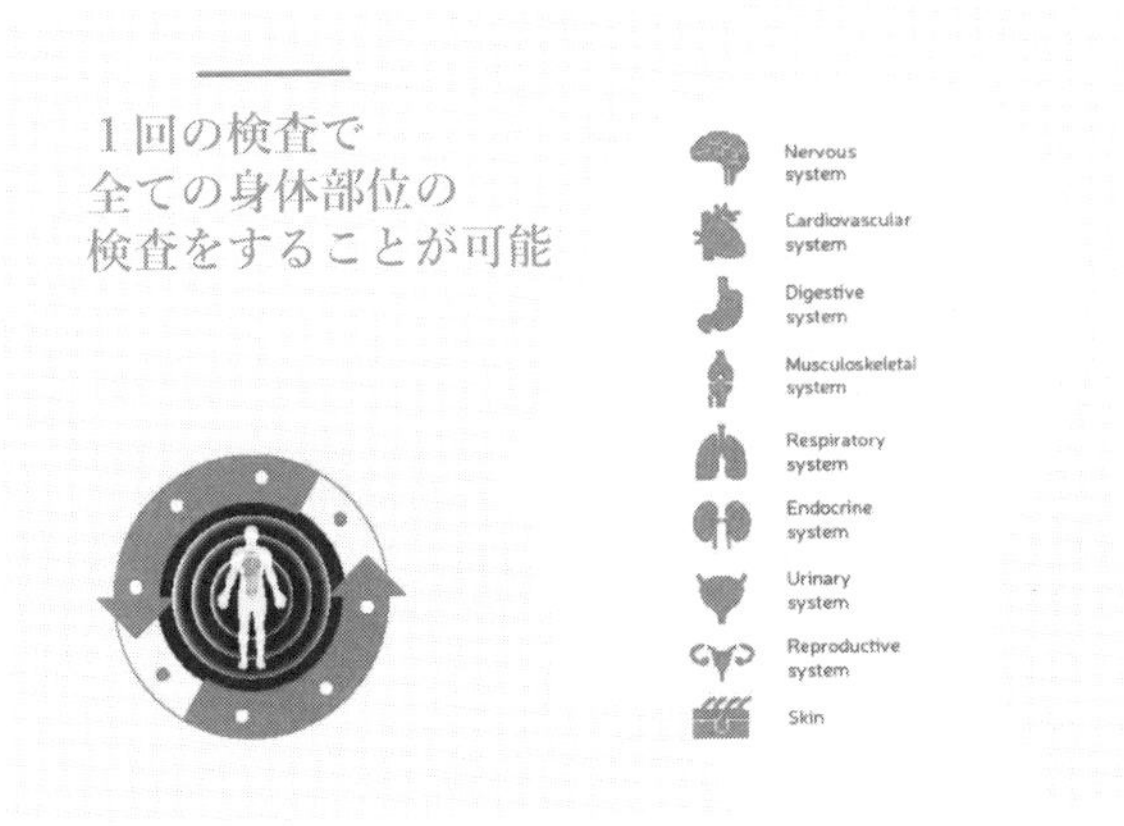
1回の検査で
全ての身体部位の
検査をすることが可能
Nervous system
Cardiovascular system
Digestive system
Musculoskeletal system
Respiratory system
Endocrine system
Urinary system
Reproductive system
Skin

ミトコンドリアは免疫にも深くかかわっている

九州大学大学院理学研究員生物科学部門の小柴琢己氏の論文「ミトコンドリアと抗ウィルス免疫」によると、ミトコンドリアはウィルス自然免疫と共役し、免疫作用を発揮しているようです。

ミトコンドリアはエネルギー産出の場であること、アポトーシス制御などの生命機能の根幹に位置したプラットフォームであることは、すでによく知られています。今回それに加えて、ミトコンドリアとウィルス自然免疫間はクロストークをしているということも明らかになってきたわけです。

「ミトコンドリアと抗ウィルス免疫」には、次のように記されています。

※

ミトコンドリアは、古くからエネルギー産生の場や、アポトーシス制御に関わるプラットフォームとして生命機能の根幹に位置付けられてきた。さらにこの十年間で、ミトコンドリアが細胞内のウィルス自然免疫とも共役していることが知られるように

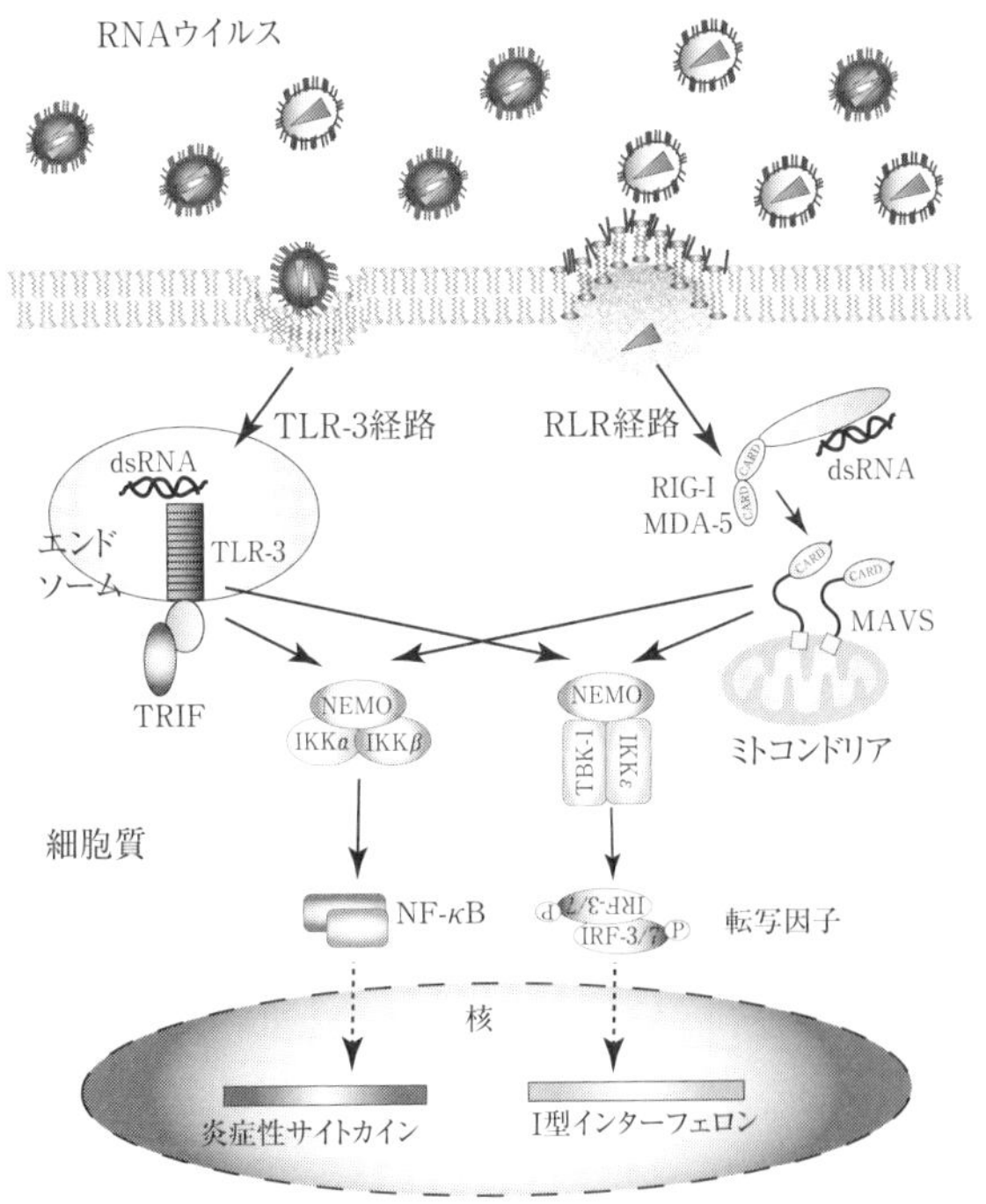

哺乳動物における抗RNAウイルス・シグナル伝達経路の概略図（同論文より）

なってきた。本稿では、特にRNAウィルスに対する細胞内免疫応答について概説したが、このダイナミックなオルガネラの機能発現はこれだけに留まらず、例えば微生物の感染やインフラマソームなどにおいても十分に存在感を示している。一方では、なぜこのような免疫反応の場としてミトコンドリアが選ばれたのか、それがなぜミトコンドリアでなければならないのか？　この疑問に対する答えはいまだ見つかっていない。

※

最後の部分、私は次のように考えています。免疫をつくること、ホルモンをつくること、神経伝達すること、すべてがエネルギーを必要としています。そのエネルギー産出の元はミトコンドリアです。ミトコンドリアが元気で働いてくれれば、必要なエネルギーを得ることができるので、すべてがよくなるのではないでしょうか。

岩盤温浴にもミトコンドリアを増やす作用があると考えられます

２００６年には、岩盤温浴ブームがピークに達した観がありましたが、これを都会でも行いたいと、埼玉県で最初に行ったのは、私でした。岩盤温浴は、酵素による排毒とミネラル摂取を同時に行うことができるうえに、ミトコンドリアを増やすこともできる療法です。

中国には古くから温灸療法がありました。温灸療法は、16種類の漢方薬をタバコのように紙で巻いたもの（薬棒）の片方に火をつけ、全身にある鍼灸のツボを温めるという療法です。日本では、ビワの葉温灸がよく知られていますが、これも1700年前くらい前に中国から伝わった温灸療法の一種です。

私が岩盤温浴をはじめたころは、あまり利用者はいなかったのですが、雑誌社やテレビ局の取材を受け、あっというまにたいへんなブームになりました。東京などでは、ビルやマンションの一室を利用して、コンパクトな岩盤温浴施設がつくられ、マイナスイオンが豊富だとか、遠赤外線効果があるなどと宣伝されました。

マイナスイオン効果、遠赤外線効果というのは、その当時の一種の「流行りの効果」であり、岩盤温浴にはそのような効果が、たしかにありました。しかし、岩盤温浴がもたらす最大の健康効果は、ミトコンドリアを元気にすることでした。酵素により解毒作用をはかり、よいミネラルを摂ることで効果を高めました。酵素は、体を温冷に交互に置くだけで消耗され、そのとき強い排毒作用を発揮します。このとき温度と湿度と時間が重要です。酵素による解毒作用とミネラルの摂取というところに意識が向いていないと、適度な温度と湿度と時間ということがうまくいきません。

また、酵素とミトコンドリアについては後に詳しく見ますので、ここでは「細胞内でエネルギーをつくりだしているミトコンドリアには、代謝酵素が必要である」ということを覚えておいてください。

岩盤温浴は自然の花崗岩を使うべき

ミネラルの摂取は岩盤から行なわれるので、ミネラル鉱物を豊富に含む自然の花崗岩を使うべきです。トルマリンなどの化学物質を含んだ人工岩盤、接着剤で張り合わせた岩盤は、体によいわけがありません。温められることにより、化学物質や接着剤が溶け、岩盤温浴をしている人が吸い込んでしまうことになりかねないからです。

岩盤温浴によって、横隔膜から下を十分に温めることは、「冷え」からくる様々な体調不良を改善します。温まることと涼むことを繰り返すことより、自律神経が刺激されて自然治癒力が高まります。

室内の湿度を80％にして、岩盤を56度℃に保つ。脱水しないようにミネラル水の入ったペットボトルを提供する。温まって血流がよくなると、細胞の隅々にまで栄養と酸素が行き渡り、細胞の新陳代謝が活発になります。

何万年もの風雨に耐えて残っている自然の硬い岩盤には、たくさんの鉱物、たくさんの鉱物由来のミネラルが含まれています。私たちの細胞は、太古の昔、鉱物の助けを借りて（触媒効果）つくられたわけですから、鉱物由来のミネラルには、動植物に含まれるミネラルとはまた違った健康への大きな効果があります。

ヒートショックプロテイン効果もある

私たちの細胞のほとんどは、水分とタンパク質でできているのですが、ときにそのタンパク質の一部の構造がおかしくなることがあります。そんなときに熱ストレス（ヒートショック）を与えると、おかしくなったタンパク質を修復することができます。元気がなくなったレタスを50℃のお湯に浸すと、シャキッとします。これも、ヒートショックによるものですが、そのような感じでおかしくなったタンパク質が修復され元気になるのです。

ヒートショックプロテインは、熱ストレスによって増えます。ヒートショックプロテインが増えると、自己回復力が向上するので、病気の予防にもなります。美肌効果もあります。

「温泉酢足浴」も私が開発しました

現在でも、多くの温泉街の街角には「足湯」があり、人気があります。その足湯も20数年前に「温泉酢足浴」という名前で私が開発しました。温かいお湯に足をつけるだけで、十分に温熱療法になるのですが、私は摂氏42℃の足湯に、玄米酢や竹酢、岩塩や海水塩などを入れて溶かせました。

摂氏42℃というのは、やけどをしないで血液循環の改善が進む温度です。その摂氏42℃のお湯に、くるぶしの上あたりまでつけると、より効果的です。足首の内側に冷えのツボである「三陰交（さんいんこう）」があるからです。そうして、30分ほどすれば、温かさが下半身から背筋を伝わって全身にひろがります。全身にひろがった温かさは、かなり長持ちします。血行がよくなるからです。

血行がよくなると酸素も栄養も体のすみずみに行き渡ります。そのことにより、全身の細胞が活性化し、細胞内のミトコンドリアの数が増え、元気になります。特に足の底、足の裏からは、体内毒素の排出が進みます。

私は、医学生のころから足の温熱療法とともに、経絡、温熱療法を受けていました。さらに経絡マッサージも注目していました。そのきっかけになったのは、足の臭いでした。足湯をしたり経絡マッサージをしたりすると、足の臭いが消えるのです。それらのことが、いまでは糖尿病の治療方法の一つとなり、「フットケアー」と呼ばれています。

足湯、経絡マッサージで、足の臭いが消える理由を知ったのは、医師になってからでした。足裏の角質が固く厚くなると、体内毒素の排出機能が低下します。本来ならば足裏から排出されるべき毒素が排出されなくなり、足が臭くなるのです。それに、足の爪の垢も細菌繁殖の原因になります。爪にたまった垢が細菌のエサになり、真菌や一般細菌が繁殖するのです。それが足の臭いを強くする原因にもなります。

手足の爪周辺に小さな傷ができ、そこにカビや細菌が入り込むと「ひょう疽《そ》」という皮膚病になってしまいます。玄米酢や竹酢や自然塩には、それを防ぐ効果があります。浄菌作用があり、汚物除去もすみやかに行なわれるからです。

足湯による毒素排出効果には、酵素も大きな役割を果たしています。酵素は、体を「温」と「冷」に交互におくだけでも、たくさん消耗されます。そのときに、酵素は強い排毒作用を発揮するのです。酢足浴には温熱効果があり、自律神経バランスをとりながらミトコンドリアを増やす最適な方法の一つであるといえるでしょう。

電気刺激療法でミトコンドリアを増やす これは私の博士論文のための研究課題の一つでもあった

ヒトの細胞は、ひとつひとつが電気を帯びています。また、神経が全身に網の目のように張り巡らされていて、目や耳、皮膚といった感覚器官からの情報を、電気的な働きによって脳に伝えています。脳からは、身体の各所に指令が伝えられているのですが、その指令を伝えるのも電気的な働きによるものです。

そのように人体は電気的な性質を持っているので、神経電流とよく似た電流を与えることにより、身体の働きを高めたり、回復をさせたりさせることができます。それが電流刺激療法です。

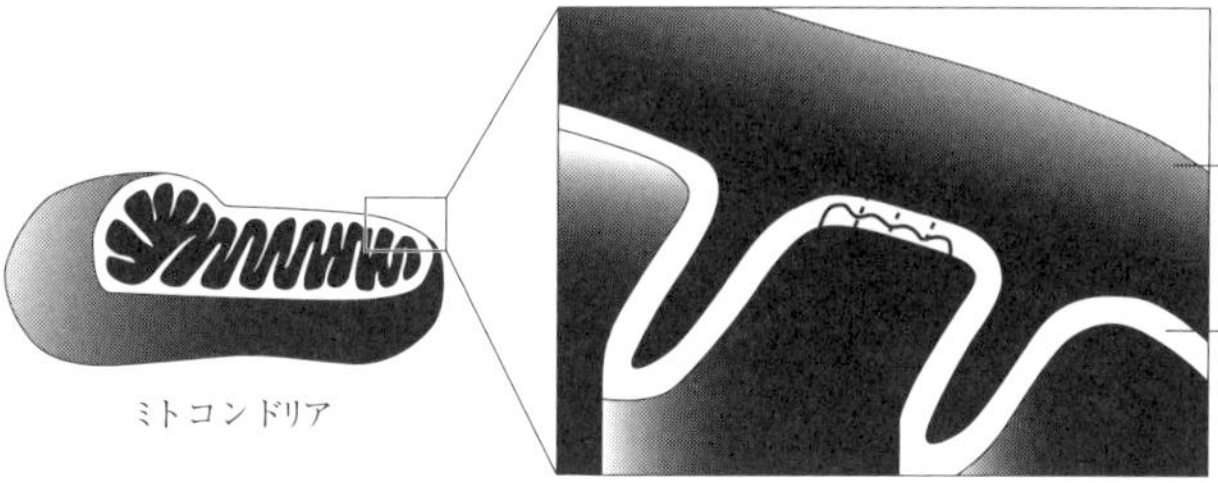

ミトコンドリア

ミトコンドリアは、電位差を利用してエネルギーをつくっている

ミトコンドリアが細胞内でＡＴＰ（アデノシン三リン酸）を生成するときも、電位差を利用しています。ミトコンドリア内膜にある電子伝達系が、エネルギー放出を知ると、そのエネルギーを用いてＡＤＰをリン酸化し、そのことによってエネルギーを作り出すわけです。

さらに次のようにいうこともできます。ミトコンドリアは、食事から摂取した栄養と、呼吸から得られた酸素をつかい、電位差を利用して、ＡＴＰというエネルギーをつくり出す物質をつくり出している。そのため、ミトコンドリア内膜の電子伝達系では、物質が電子を失い、酸化されるごとにエネルギーが放出されるわけです。

温熱も電気も太陽エネルギーが変化して、ヒトの肉体に導入されるものです。そうして、ミクロ的にはミトコンドリアによってエネルギーを活発産出させてくれています。それに、元来生物は、海のミネラルと蛋白質とを太陽エネルギーで結合させて誕生しました。だから、富山県の海洋深層水と太陽エネルギーが、ミトコンドリアを健康にし、活性化させてくれるということもいえるわけです。

背筋をピンと伸ばしてミトコンドリアを増やしましょう

加齢にともなってミトコンドリアの量が減り、質の悪いミトコンドリアが増えます。悪い生活習慣が続いても、質の悪いミトコンドリアが増えます。それが、私たちの老化のスピードに大きく影響しています。

ミトコンドリアの数が不足したり、質の悪いミトコンドリアが増えると、作られるエネルギーが少なくなります。少なくなったエネルギーは、優先的に呼吸や体温調節などに使われます。若さを保つための老化防止機能や遺伝子の修復作用に、充分にエネルギーが回されず、老化が進み、病気になることもあります。

そうならないためには、ミトコンドリアを増やせばいいのです。そのなかで最も手軽なのは、背筋を伸ばすことです。座っているときも、立っているときも、背筋をピンと伸ばすようにしましょう。ミトコンドリアは、筋肉中に多く含まれているのですが、姿勢を保つための筋肉である背筋には、とくに多くのミトコンドリアが含まれています。両肩、背筋の筋肉や良性の脂肪（褐色脂肪細胞）からは、アディポネクチンがたくさん産出していることも証明されています。

太ももを刺激することもミトコンドリアを効果的に増やします

背筋のほかにもう一カ所、太ももの筋肉にもミトコンドリアはたくさん含まれています。そのため、太ももの筋肉を刺激する「片足立ち」などもミトコンドリアを増やすことに有効です。

左右の足を交互に「片足立ち」にすることで、ふだんよりも大きな負荷を、太ももに与えることができます。足腰が弱っている人は、急に「片足立ち」しないで、転倒に注意してゆっくり片足立ちしてみてください。最初は、ごく短い秒数で行ってください。慣れてくると何分というように時間を増やすとともに、背中の筋肉をピンと伸ばしてください。そのことにより、背筋と太ももとの両方で、ミトコンドリアを増やすことができます。

ジョギングを始めると、最初のうちはきつくても、やがてきついと感じなくなります。これは、運動によってミトコンドリアが増え、呼吸で取り込む酸素を効率的に使えるようになったためです。

最初は、ハアハアと息が切れるのは、エネルギー代謝が悪いためです。ハアハアと息を切らして、酸素を無駄にしているわけです。各細胞内のミトコンドリアが増えると、エネルギー代謝が良くなり、酸素を有効に使えるようになります。その状態が息を切らさないで走っている状態です。1日2時間の運動を1週間続けると、30%程度ミトコンドリアの量が増えるという臨床実験の結果が発表されています(「森の仲間ラボ」)。

寒さを感じてミトコンドリアを増やす

温熱療法でミトコンドリアが増えるという私の仮説を先にご紹介しましたが、その反対に寒さを感じることによってもミトコンドリアは増えます。寒さを感じると、震える体はエネルギーが必要だと判断し、ミトコンドリアを増やそうとするのです。

冬に寒稽古や寒中水泳をすると、体がポカポカしてきた経験のある方もおられると思いますが、これはミトコンドリアが活性化しているからです。

サウナに入った後に水風呂に入ると、かえって体がポカポカするのも同じ理由です。サウナに入っただけのときよりも、そのあとで水風呂に入ったときの方が、冷たい、寒いと体が感じ、もっとエネルギーが必要だと細胞内のミトコンドリアが活性化し、量産体制に入るのです。そのせいで、体の芯からポカポカしてくるのです。

お風呂に入った後、足先にシャワーで水をかけるだけでも、急速な湯冷めを防ぐことができます。これは、自律神経への極端なストレス、刺激が、震える細胞を活性化させるからです。このことにもミトコンドリアの作用があります。

空腹を感じるとサーチュイン遺伝子がオンになる

南雲吉則医師が、『空腹が人を健康にする』という本をお書きになりベストセラーになりましたが、これは本当です。空腹になると、ヒトの寿命の鍵となるサーチュイン遺伝子がオンになります。

サーチュイン遺伝子は、長寿のヒトにのみに組み込まれている遺伝子ではありません。すべてのヒトが平等に持っている遺伝子です。それにもかかわらず、長寿のヒトがいたり短命のヒトがいたりするのは、サーチュイン遺伝子がオンになっているヒトと、オフのヒトがいるからです。サーチュイン遺伝子を持ってはいるもののオフであるヒトは、サーチュイン遺伝子を持っていないのと同じことになるわけです。

サーチュイン遺伝子をオンにするには、まずは空腹になることです。通常摂取しているカロリーを半分くらいにすると、サーチュイン遺伝子はオンになります。1日3食食べているヒトは、それぞれ半分くらいにする。1日2食の人は、思い切って1食にしてみる。そのことにより、サーチュイン遺伝子はオンになります。

これは毎日やるということでなくてもいいでしょう。週に2回とか、土曜日だけというようにやるだけで、効果があります。

サーチュイン遺伝子に含まれているミトコンドリアが活性化し増える

サーチュイン遺伝子はオンになると、寿命が延びるのですが、それだけではありません。肌がきれいになり髪の毛の艶がよくなったりもします。

サーチュイン遺伝子には、いくつもの種類があるのですが、そのなかのいくつかには、ミトコンドリアの遺伝子が含まれています。サーチュイン遺伝子がオンになると、サーチュイン遺伝子に含まれているミトコンドリアが活性化し、増え、よい働きをする

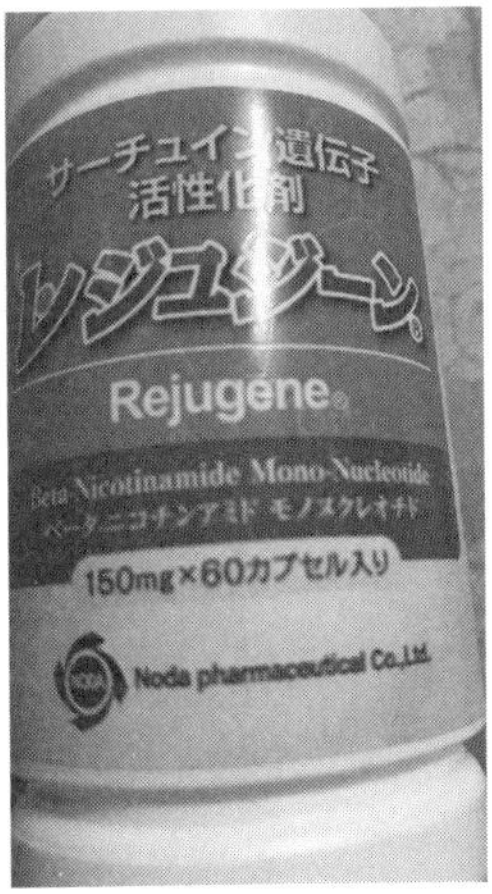

本サーチュイン遺伝子活性化剤を服用すると、細胞の若返りになり、ミトコンドリアが増えて元気になる細胞核も細胞質基もイキイキします。

ようになります。

たくさん食べていると、長寿に関係するサーチュイン遺伝子は、安心して眠ってしまいます。そのとき、サーチュイン遺伝子に含まれているミトコンドリアも一緒に眠ってしまうに違いありません。それが、食べ物が不足して、空腹をおぼえると、そのとたんに目を覚まし、何とか生き延びて子供をつくらなければ、子供を育てなければと、奮い立つのではないでしょうか。

私は一日に食べる炭水化物を、おにぎり一つにしました。

通常の3割カット、4割カットとプチ断食

サーチュイン遺伝子をオンにし、ミトコンドリアを活性化させるポイントは、空腹感です。飢餓感というほどではなくてよいようです。

そのことから、プチ断食が浮上してきます。平日はふだんどおりに食事をし、土曜日に夜の食事を抜く。それだけのことで、プチ断食になります。3割程度摂取カロリーを減らせばよいのです。

土曜日も3度食事をするとしたら、それぞれ通常の量の3割をカットすればいいのです。しかし、毎食3割カットというのは、実際には面倒ですし、気持ち的にも大変ではないでしょうか。やはり、思い切って1食抜いた方がいいのかもしれません。いずれにせよ、プチ断食をすると、お腹がすいて気持ちが悪くなるということはなく、かえって体調がよくなります。

プチ断食について注意しなければならないことは、プチ断食の直後、いきなりドカ食いをしないことです。いきなり普通に食べても、お腹がびっくりしますので、普通よりも少なめ、軽めにしましょう。

プチ断食の直後にいちばんいいのは、白湯をたくさん飲むことです。胃、腸を刺激し、洗浄してくれます。ミトコンドリアを正常化してくれます。そのことにより免疫力が高まり、ガンなどを予防することができます。

空腹になるとミトコンドリアが体脂肪を燃やしてエネルギーにする

血液中には、満腹時には多くのブドウ糖（グルコース）があり、空腹時にも少なくなりますがブドウ糖（グルコース）が存在します。体内では糖質はグリコーゲンとして貯蔵されていて、必要に応じて分解されて血中に放出され、血糖を維持しています。グリコーゲンはブドウ糖が多数結合したものであり、ここにエネルギーを一時的に保存します。脂肪に比べると利用しやすいのですが、すぐに枯渇してしまいます。何も食べないでいると、半日から長くても1日のうちになくなってしまいます。

そうなると血糖が維持できなくなるので、ピルビン酸や乳酸、アミノ酸など、糖質以外の物質からブドウ糖を産出します。これを糖新生といいます。おもに肝臓と腎臓で行われます。このときに活躍するホルモンが、前述のグルカゴンです。

ガン細胞の餌は、ブドウ糖（グルコース）です。体内のブドウ糖（グルコース）を減らすことは、ガン細胞を兵糧攻めすることになります。

第７章　さらにミトコンドリアを増やす方法

酵素が足りないとミトコンドリアの働きが悪くなる

体内酵素には、消化酵素と代謝酵素がある

ヒトは生きているかぎり、食品に含まれる栄養素を摂取し続ける必要があります。「栄養」とは、体外から摂取した「栄養素」を原料として、消化、吸収、代謝することによって生命を維持する一連の流れです。

私は、栄養素を「悪玉栄養素」と「善玉栄養素」に分類したことがありますが、生命維持に一番必要なのは「水と酸素」です。前述のように水と酸素はミトコンドリアを活性するためにあります。遭難事故に遭ったとき、水と酸素があれば結構長く生き延びることができます。水と酸素が欠乏すれば、死に至ります。

ミトコンドリアがエネルギーをつくるには、代謝酵素が必要

ヒトのからだを作っているおもな栄養素は、最大20種類のアミノ酸からできているタンパク質です。そのタンパク質に脂質が加わり、細胞膜やホルモンが作られます。さらに、ミネラルの一種のカルシウムが加わり、骨や歯が作られます。しかし、それだけだったら、動くことができません。生きることもできません。そのような材料が揃ったうえに、ミトコンドリアがエネルギーをつくって、はじめて動くこと、生きることができるのです。

ミトコンドリアは、全身の細胞のなかにいて、24時間休みなく、エネルギーＡＴＰをつくっています。そのミトコンドリアが、エネルギーをつくるにあたって、最も必要としているのは代謝酵素です。

ビタミン、ミネラルが、ヒトの健康にとって重要であることは、いまや常識です。そのビタミン、ミネラルは、じつは補酵素なのです。補酵素は、酵素の働きを助けるためのものです。ですから、補酵素であるビタミン、ミネラルが万全であっても、酵

素が不足していたり、質が悪かったりしたならば、ビタミン、ミネラルは役割を果たすことができません。

岩盤温浴のところで、「酵素は、体を温冷に交互に置くだけで消耗され、そのとき強い排毒作用を発揮する」と述べましたが、このことも重要です。まず「酵素は、体を温冷に交互に置くだけで消耗される」ということです。大切な酵素が、体を温冷に交互に置くだけで消耗されるのですから、無闇に体を温冷に交互に置かないようにしなければなりません。温かい部屋から、寒いトイレや脱衣場に行くことにより体調を崩している人は、意外に多いのです。

酵素は体を温冷に交互におくだけで消耗され、そのことにより強い排毒作用を発揮してくれます。このことをよく理解したうえで、無闇に体を温冷に交互に置かないで、体を温冷に交互に置くときはよく注意をして、強い排毒作用を享受してください。

ミトコンドリアが不調になると、ヒトはたちまち元気を失い肥りはじめます

ミトコンドリアが、もっとも大量に脂肪を代謝するのは、運動時の筋肉です。運動

をはじめると交感神経が優位になり、ノルアドレナリンが分泌されます。すると脂肪細胞で代謝酵素のスイッチが入り、体脂肪（中性脂肪）を「脂肪酸」と「グリセロール」に分解します。ミトコンドリアで一番多く代謝されるのは、ブドウ糖と脂肪酸です。グリセロールは肝臓で代謝されます。

血液の流れに乗って筋肉の細胞に入った脂肪酸は、代謝酵素によってさらに分解され、ミトコンドリア内部に入っていきます。このとき脂肪酸を燃焼の場であるミトコンドリア内部に運搬するのは、ビタミン様物質カルニチンです。

ミトコンドリア内部に到達した脂肪酸は、さらに代謝酵素の力を借りて「クエン酸回路」をまわします。脂肪を代謝してミトコンドリアがエネルギーを作り出すわけですが、そのためには数々の酵素が必要です。必要な酵素がひとつでも足りないと、ミトコンドリアはエネルギーをつくることができなくなってしまいます。

ミトコンドリアがエネルギーをつくれなくなると、ヒトはたちまち元気を失ってしまい、活力もなくなってしまいます。そのうえカロリーを消費できないわけですから、余ったカロリーはどんどん脂肪として蓄積され、肥満となります。

酵素を無駄に使わないためにも、必要以上に食べてはいけない

ヒトの体内でつくられる酵素の量は、加齢とともに減少します。それに、一生のうちに合成できる酵素の量は、遺伝子によって規定されていて、決まっているという説もあります。

加齢とともに落ちるのは、酵素の生産能力だけではありません。酵素の質も落ちるようです。酵素の生産量が減り、質が落ちると、ミトコンドリアが使える酵素の量が減り、質が悪くなるということになります。それは、ミトコンドリアの機能が悪くなり、エネルギーを生み出す力が弱まるということです。この点からも、「酵素を無駄に使ってはいけない。必要以上に食べてはいけない」ということがいえます。

ＡＴＰ生成はミトコンドリア内膜の電子伝達系

体内には３つのエネルギー貯蔵庫がある

食事由来のグルコースはグリコーゲンに、脂肪酸は中性脂肪（トリグリセリド）に合成されます。そうして、合成された脂肪酸と中性脂肪は、いったん体内に貯蔵されます。そして、エネルギーが必要となったとき、体内に貯蔵されていた脂肪酸と中性脂肪は、再びグルコースと脂肪酸に分解され、エネルギー源となります。

体内のエネルギー貯蔵には次の３つがあり、目的に応じて使い分けられています。

①肝グリコーゲン

肝臓のグリコーゲン含量は、最大でも１００g、エネルギー量にして４００kcalと、体内の３つエネルギー貯蔵のなかでは、もっとも少ない。しかし、肝グリコーゲンは、血糖値を維持するという重要な役割を担っています。

血糖値が低下してくると、グルカゴンというホルモンで、グリコーゲンが徐々に分解され、血中にグルコースを供給します。まる1日のあいだ何も食べないでいると、肝グリコーゲンは枯渇してしまいます。そうなると、肝臓がアミノ酸から糖新生を行ってグルコースの需要をまかないます。したがって、肝グリコーゲンが枯渇してしまっても、血糖値は維持され続けます。

②筋グリコーゲン

骨格筋のグリコーゲン含量には個人差があります。よく運動をする人ほど骨格筋の筋肉量は多く、多くの筋グリコーゲンを蓄えています。成人男性の筋グリコーゲの平均は約４００ｇ。エネルギーに換算して１６００ kcalです。これは、肝グリコーゲンの約４倍です。筋グリコーゲンは、運動時に分解され、乳酸に代謝されます。

③体脂肪

体脂肪は、かんたんに計算できます。体重60 kg、体脂肪率20％の人の体脂肪は、

12kgです。12kgの体脂肪のエネルギー量は、約10万kcalです。肝グリコーゲン（400kcal）の250倍、筋グリコーゲ（1600kcal）の約62・5倍です。

食後に血糖値が上昇すると、まず肝グリコーゲンが補充され、次に筋グリコーゲンが補充されます。肝グリコーゲン、筋グリコーゲンが満タンになり、なおかつエネルギーが残っている（余っている）と、脂肪組織に貯蔵されます。そうして、体脂肪が過剰に蓄積されたのが肥満です。

肝グリコーゲン、筋グリコーゲンとして貯蔵できるエネルギー源は、最大でも500gほどですが、体重60kg、体脂肪率20％の人の体脂肪には、約12kgものエネルギーが貯蔵されています。飢餓状態になると、中性脂肪が脂肪酸に分解され、血中に供給されます。

これら3つのエネルギー貯蔵庫からエネルギー源が取り出されるには、優先順位があります。肝グリコーゲン、筋グリコーゲンは、たった1日で枯渇してしまいますが、脂肪に貯蔵されたエネルギーを使うことにより、まったく何を食べなくても、ヒトは数週間も生き延びることができます。

糖代謝と脂質代謝は別々に行われるが両者には深い関係がある

糖質が十分であり、必要なエネルギーに供給しても、まだ余った状態ならば、余った糖質は脂肪酸に合成され蓄えられます。

必要なエネルギーを得るために糖質が足りなくなったときは、脂肪酸のβ酸化が亢進します。β酸化とは、脂肪酸の代謝において、脂肪酸を酸化して脂肪酸アシルＣｏＡを生成し、そこからアセチルＣｏＡを取り出す代謝経路のことです。

食物が消化、吸収され各細胞へ行き渡った脂肪酸は、そのままでは、ミトコンドリアの中に入ることはできません。脂肪酸は、第１段階としてＣｏＡと結合し、アシルＣｏＡになります。

アシルＣｏＡは、ミトコンドリア外膜に発現しているトランスポーターによって、ミトコンドリア内部へと輸送されます。しかし、そのままでは、内膜を通過できません。そこで、第２段階としてカルニチンと反応し、アシルカルニチンになります。

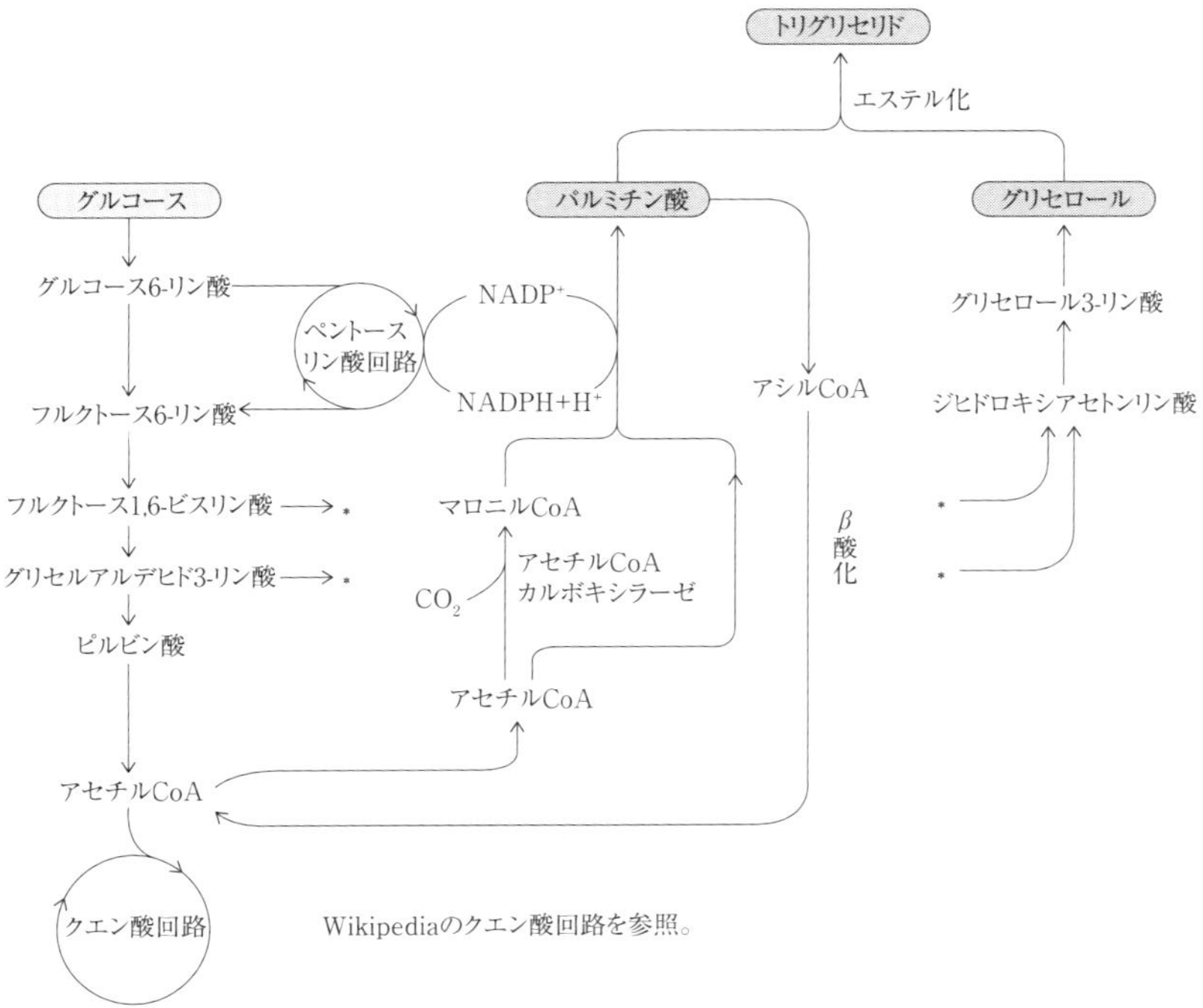

Wikipediaのクエン酸回路を参照。

アシルＣｏＡ＋カルニチン――――アシルカルニチン＋ＣｏＡ

アシルカルニチンは、ミトコンドリア内膜内部へとトランスポーターによって輸送され、ＣｏＡと反応して、アシルＣｏＡに戻ります。

そして、β酸化と呼ばれる反応が進行します。β酸化では、アシルＣｏＡが、２炭素単位ずつ切断され、アセチルＣｏＡが最終産物として生成されます。このβ酸化反応が繰り返されることにより脂肪酸は分解されます。

電位差を利用して、ＡＤＰに無機リン酸を結合させてＡＴＰが生成される

解糖およびクエン酸回路で生じた水素イオンを利用して、ＡＴＰ（アデノシン三リン酸）が生成される過程を、酸化的リン酸化といいます。これを行うのが、ミトコンドリア内膜にある電子伝達系です。生体のＡＴＰの大部分は、ミトコンドリア内膜の電子伝達系で形成されます。

電子伝達系によるエネルギー生成は、ある種の物質からエネルギーを放出させ、そのエネルギーを用いてＡＤＰをリン酸化することによってなされます。そのため、電子伝達系では物質が電子を失い、酸化されるごとにエネルギーが放出されることになります。

ミトコンドリア内膜には、ＮＡＤＨから始まる電子伝達系とコハク酸 succinate から始まる電子伝達系があります。

この２つの電子伝達系は４つの複合体からなり、それぞれの複合体は電子の授受を行う多教のサブユニットによって構成されています。

電気化学ポテンシャルの駆動力を使って、水素イオンがマトリックスに逆流する際、ＡＤＰに無機リン酸を結合させてＡＴＰが生成されます。

運動することによってミトコンドリアを増やす

ミトコンドリアを増やし活性化させるいちばんの方法は有酸素運動

真核生物の細胞小器官であるミトコンドリアは、すべての細胞の中に存在します。ヒトでは、肝臓、腎臓、筋肉、脳など代謝の活発な細胞に、数百から数千個存在します。そのなかで、とくに健康長寿に大きく関係するのは、筋肉の細胞の中に存在するミトコンドリアです。

筋肉には、心臓を動かす筋肉（心筋）、内臓を動かす筋肉（平滑筋）、体全体や手足を動かす筋肉（骨格筋）の3つがあります。そのなかで、自分の意思でコントロールできるのは骨格筋だけです。

骨格筋には、持久力の強い赤い筋肉（赤筋）と瞬発力の強い白い筋肉（白筋）があります。ミトコンドリアが多く含まれているのは赤い筋肉です。海の中を休むことなく泳ぎ回っているマグロは、赤筋の多い赤身魚です。海の底でじっと獲物が来るのを待っていて、ここぞというときに瞬発力を発揮するヒラメは、白筋の多い白身魚です。

ミトコンドリアを増やし活性化させるには、まずもって骨格筋の赤筋を刺激することです。歩いたり、ゆっくり走ったりする有酸素運動を行えばいいのです。

ミトコンドリアは、とくに背筋と太ももの筋肉に多く含まれているので、背筋を伸ばしてよい姿勢で行う運動が効果的です。日常生活の中で姿勢を意識するだけでも効果があったという人もいます。

糖質制限をしたうえでの運動がミトコンドリアを増やす

私たちの体の中には、体の状態を感知するセンサーのようなものがあります。必要なところにメッセージを伝える機能もあります。それらを駆使して、さまざまに連絡を取り合い、メッセージを伝え合い、からだ全体のバランスを保っているのです。

ミトコンドリアについては、タンパク質ＡＭＰＫが、特に大きく関わっています。

私たちが運動を行うとＡＭＰＫが活性化され、そのことによってミトコンドリアが増えます。ところが、グリコーゲンはＡＭＰＫと結合しやすく、ＡＭＰＫの活性化を抑える働きがあります。そのため、グリコーゲンが大量にある状態でトレーニングを行うと、ミトコンドリアは増えにくくなります。

糖質の多い食事をした人と、糖質の少ない食事をした人との10kmランニングのタイムを調べた実験があります。その結果、糖質の少ない食事をした人の方が、よいタイムでした。マラソンなどの競技では、選手のミトコンドリアの量、ミトコンドリアの質が鍵となるといっても過言ではありません。糖質制限は、アスリートにとってとても大切なのです。

それとともに、糖質を多く摂る関取たちが、水素と酸素を充分に補充しさえすれば、さらに筋肉がついてくるということも忘れてはなりません。

Dr.周東の運動指導＋本

前述したように、運動する前に水素カプセルを呑み、酸素水を飲むことによって筋肉の疲労感が減少し、効果が著名になります。是非とも試してみてください。ミトコンドリアがすごく活性化して、質がよくなります。

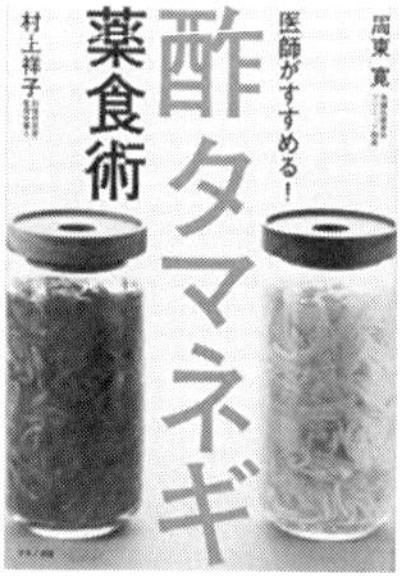
医師がすすめる！
酢タマネギ
薬食術
周東 寛
村上祥子

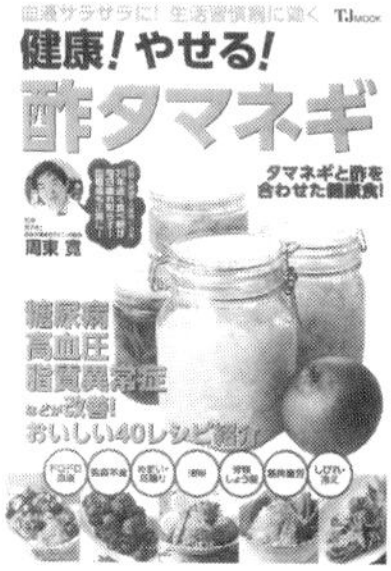
健康！やせる！
酢タマネギ
タマネギと酢を合わせた健康食！
周東 寛
糖尿病
高血圧
脂質異常症
などが改善！
おいしい40レシピ紹介

運動指導

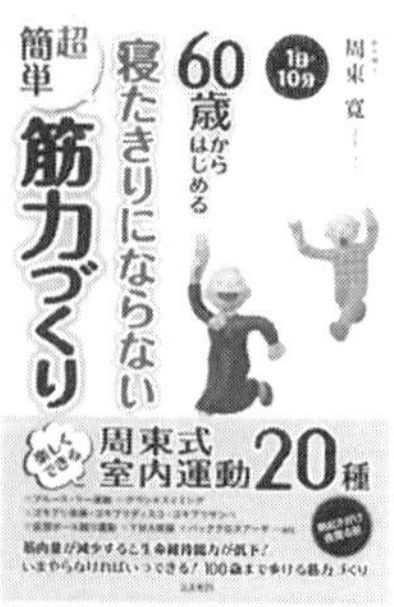
超簡単
60歳からはじめる
寝たきりにならない
筋力づくり
1日10分
周東 寛
周東式
室内運動20種

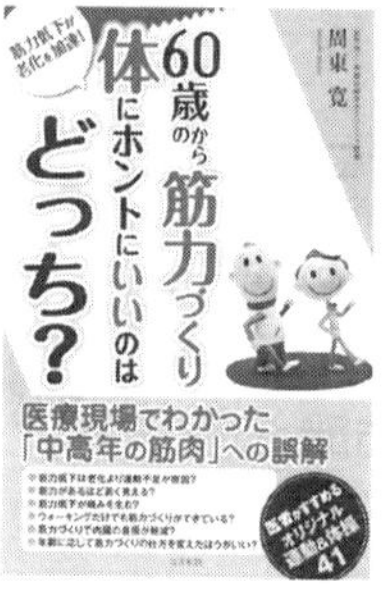
60歳からの
筋力づくり
体にホントにいいのは
どっち？
周東 寛
医療現場でわかった
「中高年の筋肉」への誤解

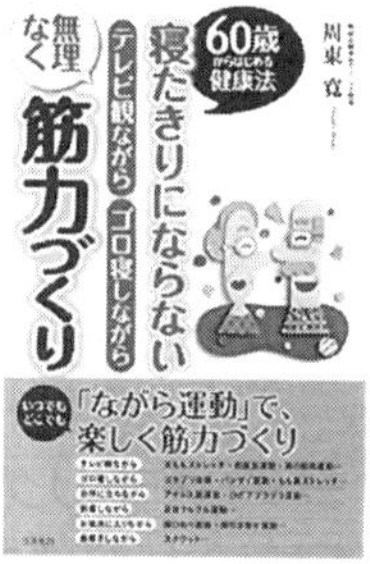
60歳からはじめる健康法
無理なく
テレビ観ながら
ゴロ寝しながら
寝たきりにならない
筋力づくり
周東 寛
「ながら運動」で、
楽しく筋力づくり

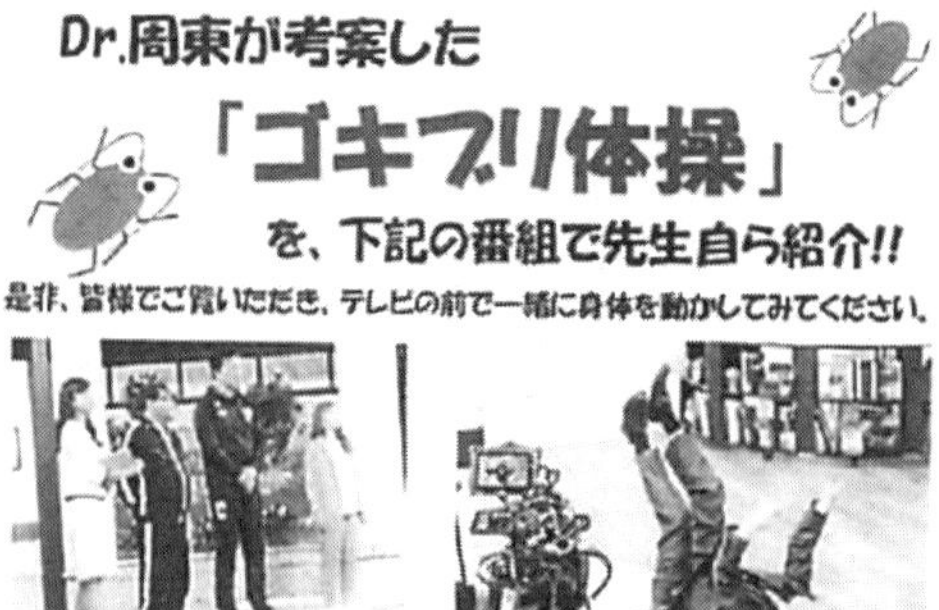
Dr.周東が考案した
「ゴキブリ体操」
を、下記の番組で先生自ら紹介!!
是非、皆様でご覧いただき、テレビの前で一緒に身体を動かしてみてください。

ミトコンドリアを増やす食材と薬、健康食品

正しい栄養をとって、正しい生活をして、ミトコンドリアの質を良くしましょう。核ＤＮＡとミトコンドリアＤＮＡが噛み合って、初めて細胞が潤滑に健康に働く。ミトコンドリアがエネルギーを作るためには、細胞質基質による刺激が必要です。

ミトコンドリアを増やす食材

ミトコンドリアを増やす食材としては、適量の三大栄養素のほかに硫化アリル、栄養素である亜鉛、セレン、タウリン、抗酸化物質であるスルフォラファン、リコピン、ポリフェノールなどがあります。

アメリカの大手ケミカル製品メーカーでは、ＤＮＡチップという最先端の手法を用いて、ミトコンドリアを活性化させる複数の成分を組み合わせた究極のミトコンドリアサプリメントを商品化しています。

薬や健康食品では、Ｌ‐カルニチン、タウリン、漢方コウジン末、人参湯、ビタミ

よい食生活習慣
ミトコンドリアを増やす食材

【食材】	【成分】	【効果】
●ニラ	硫化アリル	抗酸化物質に変化
●ニンニク	硫化アリル	抗酸化物質に変化
●タマネギ	硫化アリル	抗酸化物質に変化
●トマト	リコピン	活性酸素を抑制
●スルメ	タウリン	ミトコンドリア増殖に不可欠
●ブロッコリースプラウト	スルフォラファン	抗酸化物即こ変化

アメリカの大手ケミカル製品メーカーでは、DNAチップという最先端の手法を用いて、ミトコンドリアを活性化する複数の成分を組み合わせた、究極のミトコンドリアサプリメントを商品化している

ンB1、B2、B6、B12などがあります。

生野菜、果物を食べる

買ってきたばかりの生野菜や果物は生きていて、生きた酵素が含まれています。生野菜や果物を温めたりしないで、そのまま食べると生きた酵素を摂取できるので、ヒトの消化酵素を節約することができます。

生野菜や果物をそのまま食べると、ビタミンやミネラルを摂取することができます。

飲食生活習慣

よくない飲食生活習慣
ミトコンドリアを減らす

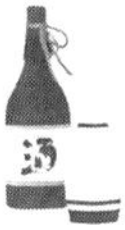

①毎晩の晩酌

②毎日1食がパン

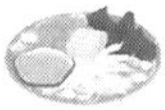

③ラーメンの常食

④喉のため、常に飴をなめる

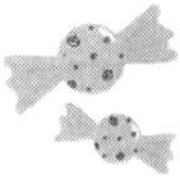

植物性発酵食品を食べる

お漬け物、糠漬け、納豆、味噌、醤油は、植物性発酵食品です。韓国のキムチ、ドイツのザワークラフト（すっぱいキャベツ）も植物性発酵食品です。

植物性発酵食品には酵素がたくさん含まれているので、食べると消化酵素を節約することができ、代謝酵素の働きを促進します。さらに植物性発酵食品には、乳酸菌などの有益菌が含まれているので、腸内環境を改善してくれます。植物性発酵食品はだいたいが「すっぱい」ので、胃酸に負けないで生きて大腸にまで届きます。

ヨーグルトやチーズなどの動物性発酵食品は、胃酸に負けてしまいやすく、大腸にまで届くのはほんの一握りです。そのため、腸内環境の改善には、あまり役に立ちません。

脂質を完全にカットしてはいけない

脂質は、細胞膜やホルモンの原料になるので、完全にカットするのは間違いです。脂質のなかでいけないのは過酸化脂質です。長時間空気に触れさせていたり、高温で加熱したりすると、植物性の油脂であっても、動物性の油脂、「腐った油」である過酸化脂質に変質します。

「腐った油」過酸化脂質を大量に含むのは、次のようなものです。

同じ揚げ油で何度も揚げた揚げ物
干物やフライなどの時間が経ったもの
麺を油で揚げたカップ麺、インスタントラーメン

ポテトチップスなどの油で揚げたスナック菓子

カップ麺、インスタントラーメンは、大量に流通しているので、よく研究されていて、人体に悪い影響はないということになっています。体に悪影響を与える過酸化脂質については、ギリギリのところで食い止めているのでしょう。

ですから、たまに食べるくらいならば、悪影響が出ないかもしれません。だからといって、しょっちゅう食べるとなると、過酸化脂質の悪影響は避けられないでしょう。

ポテトチップスなどの油で揚げたスナック菓子についても同様です。油で揚げたスナック菓子は、いずれも安価でおいしい。ということは、油はギリギリのところまで使いましししているわけですから、しょっちゅう食べたり、大量に食べたりすると、過酸化脂質の悪影響を避けることはできないでしょう。

唐揚げ、豚カツ、天ぷらなどの揚げ物は、特に膵臓や腎臓の健康状態を悪化させてしまいます。現実に、海外のことですが、毎日カラアゲを食べ続けていた子供が、驚いたことに腎透析するということがありました。数年間カラアゲを食べ続けていてそうなったようです。ミトコンドリアに悪影響のあることは、もちろんです。

トランス脂肪酸にも注意をしましょう

一般に「植物性の油は体によく、動物性の油は体に悪い」と思われているようですが、これは間違いです。

この間違った考えからつくられたのが、マーガリンです。マーガリンは、ほんらいならば液体である植物油を固形にしたものです。そのほんらい液体のものを固形にするときに、植物油が変質して「トランス脂肪酸」になります。これが悪い「トランス脂肪酸」なのです。

ですから、動物性の油であるバターよりも、健康志向であとからつくられたマーガリンのほうが、体に悪いということは、残念ながら正解です。

人工的につくられたトランス脂肪酸は、血管内で固まりやすく、体内で炎症を起こしやすい物質です。そのため、欧米では外食産業はトランス脂肪酸を使ってはならないということになっています。

ＷＨＯは1日に摂取する総カロリーの1％未満にするよう提言していますが、日本人はトランス脂肪酸の平均摂取量が0.6％程度だということで、トランス脂肪酸にたいして何の規制もしていません。

日本人の平均摂取量が0.6％ということですから、毎朝マーガリンをたっぷりつけてトーストを食べている人は、1％に達している可能性があります。トランス脂肪酸についても、しょっちゅう食べないようにする、大量に食べないようにするなどの注意が必要でしょう。

消化酵素の節約がミトコンドリアの脂肪代謝を活性化しエネルギー増産となる

食べるものの順序で、ミトコンドリアを増やす方法があります。

酵素を多く含んでいるものを先に食べるのです。そうすると、胃の上部で、植物由来の酵素による自己消化が起こります。食べたものの中に含まれていた酵素による消化が起こるのです。これは酵素を多く含む食べ物を食べないと起こらないことです。

この植物由来の酵素による自己消化により、消化酵素を節約することができます。

消化酵素の節約は、ミトコンドリアへの代謝酵素の供給を増やします。十分に代謝酵素を得ることにより、ミトコンドリアの脂肪代謝は活性化され、エネルギーが増産されます。

Dr.周東「新型コロナウィルス」語録

『生活環境病』のなかで予言　2020年1月19日（日）

私の著書『生活環境病』（丸善株式会社）のなかでの予言。

※

地球温暖化により南極や北極の氷が溶けて、大昔に流行った、今は不明なウィルスや細菌が出現する。

それが渡り鳥によって世界中に運ばれ……。

これまでにはなかった感染症が出現してくる。

※

渡り鳥によって中国に運ばれた後、旅行人口が多い中国人旅行者によって世界中へ拡散されることが心配である。

日本で不明な感染症が広がることが心配である。

日本でのオリンピックは大丈夫か。

台湾の判断は的確で素早かった　２０２０年２月29日（土）

新型コロナウィルスに対する台湾の判断は素早かった。

２月２日に中央感染症指揮センター（中央流行疫情指揮中心）が、２月11日に予定されていた春節休み開けの学校始業日を、２週間延期すると発表した。ちなみに、日本政府が全国の小中高等学校に、臨時休校を要請したのは２月27日である。

発表の数日前から、立法院（日本の国会にあたる）では始業延期に伴うトラブルについて多くの議論が行われ、その内容は一般に公開されていた。そのこともあって、台湾の蔡英文（ツァイ・インウェン）総統の支持率は高くなっている。

ウィルス膜のタンパクが失効すれば　2020年3月1日（日）①

新型コロナウィルスの特徴は他のウィルスと同じようにウィルスの膜にあるタンパクで人の細胞に接して結合して行く。このタンパクの活性が感染力を持つので、このタンパクが失効すれば感染力を持たないことになる。

このタンパクを乾燥させることが、新型コロナウィルスの感染力を失効させる一つの方法である。

もう一つは、免疫力アップにより抗体を獲得することである。その抗体がウィルスのタンパクにくっつけば、新型コロナウィルスの感染力は失効することになる。

「2週間以上の隔離」運動で急速に減少　2020年3月1日（日）②

新型コロナウィルスの潜伏期間は2週間とされているが、実際は24日であると聞いている。この新型コロナウィルス肺炎を、自然界から消し去るには、みんながこのウィルスに罹らないことである。みんながこのウィルスの宿主とならないでください。ウィルスの繁殖する家にならないでください。

みんなが一斉に2週間から3週間にかけて、不要不急の外出を控えればいいのである。そうして、新型コロナウィルスと接触しなければ、新型コロナウィルスは死んでいくのである。

もしも感染しても、2週間から3週間の間、高い免疫力を維持することができれば、新型コロナウィルスに勝つことができる。

新型コロナウィルスは、乾燥した空気中で酸素が充分にあれば、数時間で死滅する。唾液などの液体中に存在していれば、3日以上生きている。人間の体の中に入ってしまうと、いつまでも生きている。

咳、くしゃみなどにより、人から人に感染すると、ウィルスが増えていく。飛沫の中で22時間も生きていることが知られている。ゆえにエレベータやトイレの中でもマスクを着けることを、私は主張した。

したがって、「ウィルス感染を防ぐ運動」「伝播しない運動」を行えば、ウィルスを全滅させることができる。

1. 感染者を隔離して接触しないこと。
2. 感染された患者さんは、重症者は入院して徹底的に治療してもらう。軽症者は免疫力を高める治療を行う。2週間経てば免疫力によって新型コロナウィルスに打ち勝つことができる。しかし、再感染することもあるので、それがやっかいであり、要注意でもある。
3. 隔離した状態で免疫力を高める生活をして2週間。二次感染しないこと。
4. 「2週間以上の隔離」運動をすれば、ウィルスは急速に減少し、滅んでいく。
5. 新しい感染源を作らないこと。新しい感染者を出さないこと。

台湾は2月のはじめに「2週間隔離の運動」「外出しない運動」を行い、感染者を増やさないことに成功している。

日本も明日からしっかりと同じことを実行して感染者を増やさないこと。これが新型コロナウィルス肺炎をなくす一番良い方法である。

「患者増やさない運動」が成功することを心から祈っている。

基礎疾患があるとウィルスに弱い　２０２０年3月6日（金）

武漢のウィルスをなくすためには人々の助けが必要である。

通常、このウィルスは感染しやすい特徴を持っている。しかし、力そのものは弱いので、肺胞にまで感染しない限り重病にはならない。免疫力が弱い患者に伝染しなければ、再び重症患者をつくることもない。

さらに、新型コロナウィルスは、時間が経つにしたがって感染力が落ちる。感染力が下がれば、人の体からは消えていく。

まとめると、もしウィルスが基礎疾患を持つ患者さんに伝染しなければ、ウィルスの生存は長くは続かない。

カキタンニンの強力な抗ウィルス作用　２０２０年３月８日（日）

カキタンニンは、タンパク質を変性させることにより、組織や血管を縮める収れん作用があります。

広島大学の坂口剛正教授らのグループは、カキタンニンの強力な抗ウィルス作用についてて発表をされ、たいへん注目されています。

また同じ広島大学の島本整教授らのグループは、これに先立ち、カキタンニンがノロウィルスを不活性化することを明らかにし、製薬会社と共同でノロウィルス対策の洗浄剤を商品化しています。

地球の病を治しましょう　２０２０年３月17日（火）

新型コロナウィルスにより、世界中が自粛して、経済に大打撃を与えています。人間のエゴによって地球環境が破壊され、「地球が病んでいる」ことが、最大の危機となってきています。このことは、拙著『生活環境病』（丸善）に詳しく書きました。

地球温暖化によって、北極に20・7℃が観測されました。北極南極の氷山が溶けて、紅氷がみられました。紅氷は、赤いプランクトンの発生によるものであり、すでに多くの動物の死亡が確認されています。

地球温暖化防止条約が、世界的に緊急に実施されることを切に願います。

私たち地球に棲む人間は、それぞれできることをおこなって温暖化を予防しましょう。

毎日、数百グラムのゴミを減らしましょう。

新型コロナウィルス、バッタの大量発生、大地震、洪水、暴風雨など、人類に対するコマンドメンツ（神の戒め）であろうとも思われます。

私たち一人一人の力で地球の病を治しましょう！

マスク、うがい、手洗い、鼻洗い　2020年3月18日（水）①

新型コロナウィルスの要点

軽く感染して自然免疫を獲得する
体内に自然に抗体が生れる
気管、気管支、肺胞に、新型コロナウィルスを入れるな
免疫力を高めて重症化しなければ、2週間で感染者は正常化する

ウィルスが免疫力に弱いため、ヒトの自然免疫力によって滅びる

新型コロナウィルスは、感染してもほとんど症状が出ない人がたくさんいる。しかも、いつ感染したか分からない。感染しても症状がない、あるいは軽い人が多い。感染したか、していないかを見分けることが難しいため、拡散しやすくなる。

新型コロナウィルスに感染しても、肺炎にならない方法がある。それは免疫力を高めることである。免疫力を高めて、ウィルスを肺胞にまで到達させないことである。ウィルスが肺胞に到達すると、重症度が高まる。肺胞の毛細管の血管先から肺繊維化になりやすく、酸素交換が厳しくなる。このことが他のウィルスよりも恐い「ウィルス性感染症」なのである。

新型コロナウィルスは、恐い「ウィルス性感染症」を引き起こすが、免疫力に弱いため、頑張れば、ヒトの自然免疫力によって滅びる。

呼吸を小さく、小声で、大笑い、握手はしない、マスクをする

私は診察時、常に感染予防をしている。風邪の患者さんは、クリニックに来られる前に、保健所へお電話をして問い合わせてもらっている。それに、クリニックの入口に隔離室を作っている。VIP扱いで診察してあげている。

そのほか、私独自の予防方法をご紹介します。風邪をひいた患者さんが部屋に入ってきたときには、私は呼吸を小さくして対応し、できるだけ小声でお話しします。こ

れは重要なことです。風邪改善の指導、薬の服用の仕方なども、なるべく簡潔にすませています。いつものジョークはいわず、風邪引きの患者さんを笑わせないことが重要だと思っています。

「握手はしないことをしましょう」と、話しています。

診察中は必ずマスクします。マスクは捨てずに100℃のお湯につけて乾かして再利用しています。一人診察した後は、必ず手洗い、うがい、鼻洗いをします。

薬の副作用が大きい　2020年3月18日（水）②

安倍総理による「外出を自粛する。2週間国民が全員一斉に外出しないで、さらに延期されたこと」、これは国民を救う緊急措置命令である。

4月1日過ぎるまで疫病の統制の状況を見よう！

一度感染すれば、完治されてもなんらかの後遺症があり、ずっと健康を脅かすことになるからである。今回の伝染病はさらに深刻で、投薬された薬の副作用がもっと大きいので、もし特効薬が出たら、命が助かっても副作用が大きいため、肝臓をはじめとする各臓器の機能障害をきたす。

外出前に必ず、家族を思い浮かべよう！

一旦感染すれば、子供たちに伝染することになる！

家族全員に伝染することになる！

意味のない外出する、あなたの無意味な自信と頑固な考え方を取り払い、国民全員が一斉に感染を避ければ、このウィルスは消え去るのである。少なくとも感染力が弱まっていく！

もう少し辛抱しよう！

無意味な外出をしないこと！！

無意味な会合をしないこと！！

柿渋水で新型コロナウィルスを退治　２０２０年３月24日（火）

キシリトール入り飲む柿タンニン
柿タンニンでうがいをする
噴霧消毒用に柿タンニン

柿渋水で新型コロナウィルスを退治しましょう！

柿タンニンがウィルスを不活性化します。

ウィルスの細胞膜周囲の感染力を持つタンパク質（酵素）を凝固して、その構造を破壊して、不活性化させます。

食べて安心！ つけて安心！

柿タンニンは、害がないため、お歯黒、のど飴（かきぺろ）、化粧品、石鹸、絹の染料、皮の艶出し、板の艶出しなどに、江戸時代から使われています。

医療では、アトピー性皮膚炎を改善させる作用が認められています。

新型コロナウィルスを退治するには、柿渋水を自分の手にスプレー、自分の体にもスプレー、人にはよく説明したうえでスプレーしてあげましょう。

人を助けて自分を守りましょう。

「インフルエンザの予防接種」効果　2020年4月28日（火）

過去のBCG予防接種、毎年度のインフルエンザ接種、また高齢者に勧められている肺炎球菌の予防接種は、新型コロナウィルスにも予防効果があるようです。

調査によると繰り上げてBCG予防接種した日本、台湾、韓国は、新型コロナウィルス感染率は、低く抑えられています。そうではなかったアメリカやイタリア、スペインの感染率および死亡率は、高くなりました。そのことから、BCG、インフルエンザ、肺炎球菌の予防接種には、新型コロナウィルスを予防する効果もあるとの見解が増えています。

各種予防接種をしたあと、体内で抗体がつくられるのですが、そのときには全身に免疫力が増すので、各種予防接種をすることにより、新型コロナウィルス予防効果もあがったということでしょう。

私の経験では、あるサラリーマンの方が、症状があってPCR検査したところ、新型コロナウィルス感染症とわかりました。幸い軽症だったので、自宅待機といわれたのですが、子供や妻に感染しないかと心配されました。ところが、家族にはなんの症状もなく、感染しなかったようです。症状のある患者さんが、ずうっと自宅で家族とともに過ごしていたにもかかわらず、家族には感染しなかったのです。

理由は、家族の人たち全員が、インフルエンザの予防接種を受けていたからでした。インフルエンザの予防接種が免疫力を高め、コロナウィルス感染しなかったと思われます。

新型コロナウィルスは予防できる　２０２０年5月2日（土）

自然免疫力獲得、自然ワクチン療法

アジュバンド（ワクチンの効果を高める物質）が反応して、
ＩｇＡを産出増加し、ワクチンになる

新型コロナウィルスを予防するための5つのこと

今回のこの新型コロナウィルスは、弱いウィルスでありながら、いざとなると人の弱みを付け込んで、酷い病気になってしまう。

このウィルスを、絶対に気管、気管支、肺に吸い込んではいけない。そのために、以下のことをやらなければなりませせん。

マスクをすること
手をよく洗うこと
よくうがいすること
小分けしてお水を飲むこと
汚い手で顔を触らないこと

これらの予防策は、ウィルスを口に入れないためのものです。ウィルスが口に入り、口の中で繁殖すると、気管、気管支、肺に入りやすくなります。新型コロナウィルスが、それらに入ると、重症化します。肺内免疫力が低下しているからです。マスクは、新型コロナウィルスが、勢いよく気管、気管支、肺に入ることを防ぎます。どんな時にもマスクをつけてください。

手を洗うことで、手で触ったウィルスを人に移すことを防ぐことができます。手で触ったウィルスを自分の口に入れてしまうことも防ぐことができます。

小分けしてお水を飲むことは、一旦口に入ってしまったウィルスを減らすためです。口の中でウィルスが繁殖すると、それが気管、気管支、肺に入ってしまう確率が高くなってしまいます。

新型コロナウィルスが、水とともに胃の方に流れると、胃酸により活力を失います。一旦気管、気管支、肺に入ってしまい、その人がタバコを吸うような人であったならば、新型コロナウィルスが強くなり、爆発的に増えてしまいます。タバコを吸う方は、普通肺内免疫力が低くなるので、新型コロナウィルスに負けてしまうわけです。そのため、風邪症状を呈して、発病することになります。重症度は肺内免疫力の強さによって決まってきます。

新型コロナウィルスを、気管、気管支、肺に入れてはならない

感染して3日くらいから症状が出現し、1日ごとに進んでいきます。息苦しくなったときは、気管支にたくさんの粘っこい粘液が出現していることが、報告されています。これは解剖によって分かったことです。

肺胞に達すると、肺での炎症の強さによって、肺が繊維化します。そうなると、酸素交換が悪くなり、そこからウィルスが体内に侵入して、心筋炎を起こすとのことです。だから、絶対に感染しないことを、第一の目標とし、努力してください。

次に、新型コロナウィルスが、気管、気管支、肺に入らないように予防を怠らないでください。

感染しても免疫力が高ければ発症しない

日頃の生活は、しっかりした栄養、栄養素を考えた食事をとり、免疫力を高めるための工夫をしてください。人に不必要に接触をしないようにしてください。自宅での生活を中心にしてください。そのさい、室内での運動を増やしてください。

新型コロナウィルスは、体内に入っても免疫力によって死んでいくので、発症しないように免疫力を高めてください。睡眠不足は免疫力を下げるので、十分に睡眠をとってください。そうして、発症しないで2週間経過すれば、安心です。

インフルエンザの予防接種を受けていたため感染しなかった

私には似たような経験がもう一つあります。ある奥さんが、具合が悪くなって2週間経過して、保健所の検査により新型コロナウィルス感染者であることがわかりました。ご主人は、具合が悪かった奥さんをずっと車で送り迎えし、看病もしていました。車の中はもちろんのこと、家の中もずうっと「密閉、密集、密接」でした。しかし、ご主人は感染していませんでした。

理由は、このご主人もインフルエンザの予防接種を受けていたからでした。

よいマスクの効用は、素晴らしい

マスクの効用は、素晴らしいものです。マスクをしていれば、吸った空気が勢いよく気道に入ることはありません。

ウィルスの大きさは0.1μm、マスクの隙間は3～5μmです。ですから、ウィルスはマスクの隙間から入ることができますが、勢いがかなり落ちます。そのため、いきなり気管、気管支に入るということはありません。マスクには、ウィルスがいきなり気管、気管支に入ることを防ぐという効果があります。

私のアイディアですが、まずティッシュを細かくちぎって、マスクをつけたままで、ちぎったティッシュを吹き飛ばしてみてください。ほとんど飛ばせないなら、いいマスクです。

そうでなかった場合は裏に敷くものが必要になります。

抗体検査は陽性、だがウィルスは存在しない　２０２０年5月4日（月）

台湾軍艦3艘の若い乗組員７００名が、新型コロナウィルス抗体COVID-19、陽性であることがわかりました。この抗体陽性は、決して保菌者（保ウィルス者）ではありません。そのことを後で詳しく説明します。

若い海兵隊員の体力は抜群で、乗船するさい全員にインフルエンザワクチン接種をしていました。義務付けされていたからです。そのため、新型コロナウィルス感染し、発症はしたのは、わずかに10人ほどであったということです。しかも、新型コロナウィルス感染したとはいうものの、症状は単なる風邪程度で、すぐに改善し、正常化しました。

これらのことが、私の理論を証明し、疑問を氷解させる結果となりました。このことから確認できることは以下のとおりです。

1. 体力を養い、免疫力を高めることで、新型コロナウィルスに耐性を示し、新型コロナウィルスに感染しない……軍の若い兵士は、毎日の運動、食事療法、およびその他の管理の影響を受けます。彼らの免疫力を向上させる規則正しい生活を送っています。

2. 新型コロナウィルスは弱い……このことはすでに述べましたが、今回のことでも、それが証明されることになりました。つまり、ウィルスが気道に侵入しなければ、病気になるリスクはほとんどありません。

ウィルスは、気管支と肺胞に非常に強いと報告されており、気管支壁と肺胞のACE2細胞に特異的に結合して、自身のDNAを伝達し、子孫の数を増やすのが特徴です（ローグと同様）。

3. 海軍の兵士は、船に入る前にインフルエンザの予防接種を受けていた……インフルエンザの予防ワクチン接種は、体内の免疫力を高め、新しいコロナウィルスを抑制したようです。まるで海軍の若い兵士のインフルエンザ予防ワクチン接種が、新しいコロナウィルスの感染を減らすことができることを証明したかのようです。

4．非優性感染の状況は、天然ワクチンを接種されているといえる……言い換えれば、自然の新型コロナウィルスワクチンは、新しいコロナウィルスワクチンなしでワクチン接種されたということです。

5．新しいコロナウィルス感染後、免疫力と適切な薬物治療を改善するために病気の管理に努める必要がある……14日後、新しいコロナウィルスを獲得して勝者となった患者にお祝いを申し上げます。

免疫力の高い肉体に感染した新型コロナウィルスは、最大24日間、通常は14日間しか生存しないといわれている。したがって、海軍の若い兵士たちは、ウィルス抗体検査は陽性であったが、ウィルスは体内に存在しないことを証明した。ウィルス抗体検査は陽性だが、体内にウィルスは存在しないので、人に感染することはない。

海軍の若い兵士たちは、ウィルスに感染してから3週間以上経過しているため、ウィルスは体内に存在せず、人に感染することはない。したがって、社会への悪影響を非難されることはありません。

症状なし、感染したことさえ知らない　2020／05／08（金）

感染しても症状なし、感染したことさえ知らないのはなぜ？

1、体力と免疫力があったからだ
2、ワクチンを毎年受けていたからだ
3、肺内免疫力が高いからだ
4、マスクをしているため、気管、気管支に入るウィルスの量が少ない

タバコを吸う習慣のある人は、免疫力が落ちやすい。そのため新型コロナウィルスに感染しやすいといえます。

マスクをしていると、新型コロナウィルスが、勢いよく気管、気管支に入るということはまずないので、新型コロナウィルス感染を予防しやすく、たとえ感染しても発症することはあまりないといえます。


今検査の方法は2つある。

1つはＰＣＲ検査である。

もう一つは、ウィルス抗体検査である。

ＰＣＲ検査法は、現在ウィルスに感染されたかどうか？　陽性ならば、人に感染し得る。

ウィルス抗体検査法は、ＩｇＭ抗体とＩｇＧ抗体の二つを同時に検査して判断する。

ＩｇＭ抗体検査は、陽性ならば、自分が感染され、人に感染し得るということである。

ＰＣＲは、ＤｅＮＡを見て、陽性ならば今に生きているウィルスを見つけたことになる。

ウィルスのＤＮＡを増幅法によって見つけるのだが、難しさがたくさんある。

ＰＣＲ検査は、偽陽性と偽陰性を出さずに行えるため、ＲＴ－ＰＣＲを使い、ウィルスのＲＮＡを増幅検出してからＤＮＡを判定する。

実際にはＰＣＲは輸入品であり、数に限界があり、不良品はないだろうか。さらに、慣れている検査技師がいなくて、急いで検査技師を育てる状況であった。慣れた外国人検査技師を雇えという意見もあった。

鼻から検体を採取した後に検査してくれる検査機関が少なかったが、徐々に対応できる検査機関が増えて来た。

日本はオリンピック開催予定国である。急に感染者が増えたら、オリンピックを開催出来なくなる。ＰＣＲ検査を普及させ、多く感染者を見つけたら、開催国としては大変なことになる。

延期になるにしても、議論を重ね、しっかりと検討して、立場のある方々の意見を聞こうという姿勢が伺われた。

ウィルス抗体検査は、感染したことがあるかないかということである。

ＩｇＭとＩｇＧがある。今感染したばかりならばＩｇＭが高い。ＩｇＭが検出されなくて、ＩｇＧが検出されたならば、２週間以上６か月以内である。

自然感染、自然感作、ワクチン接種後など、ＩｇＧ抗体が増える。

ＰＣＲ検査と抗体検査の両者を測れば、感染状態の把握、判断しやすくなる。

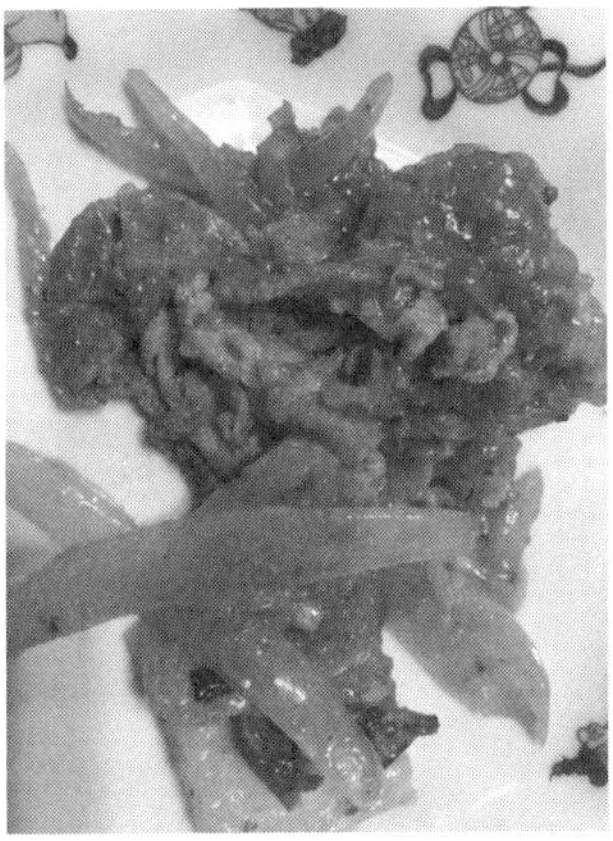

娘が作った夏バテ予防の豚肉、ニンニク、玉ねぎ、キムチ炒め。先日は新型コロナをなんとも気にせず、志願して武漢の帰国者200人の診察に出向きました。今は多摩総合医療センターに出張中。 周東寛

男性ホルモン補充療法②
新ミトコンドリア実臨床

2020年10月1日　初版第1刷発行

著　者　周東　寛

発行元　ＩＣＩ．出版
東京都豊島区千早３－34－５
ＴＥＬ＆ＦＡＸ０３－３９７２－８８８４

発売元　星雲社（共同出版社・流通責任出版社）
郵便番号１１２－００１２
東京都文京区水道１－３－30
ＴＥＬ　０３－３８６８－３２７５
ＦＡＸ　０３－３８６８－６５８８

印　刷
製本所　モリモト印刷

ISBN 978-4-434-27397-1 C0047
定価はカバーに表示してあります